Voyage en Normalaisie

Récits de vie. Santé et maladie

Cette collection regroupe des récits de vie et témoignages divers concernant la santé, la maladie et aussi la guérison.

Dernières parutions

Benjamin Glémot, *Sortir du silence. Témoignage d'un jeune sourd-implanté*, 2023.
Élizabeth Bougeois, *Paroles de soignantes en période de COVID-19. Les effets loupe de la crise sanitaire sur des pratiques et des ressentis*, 2023.
Maryse Stiernon, *Et maintenant, on fait comment ?*, 2023.
Micheline Thomas-Desplebin, Éléonore Sabarots, *Léo, lumineuse à jamais*, 2023.
Vincent Passerat-Palmbach, *Le petit patient*, 2023.
Marie-Christine Doux, *Fleur profane. Mes amours mystiques*, 2022.
Katouchka Van Ditzhuyzen, *La face cachée de l'inceste. De l'emprise à la femme libre*, 2022.
Gwenaël Bernard, *Charcot ou la vie, il faut choisir, Ligoté au diable*, 2020.
Catherine Klein, *Vivre avec la sclérose en plaques. Le sepien est un être humain comme tout le monde, ou presque*, 2018.
Patricia Zinte, *Vilaine Douleur, Chroniques d'une patiente très patiente*, 2018.
Bernadette Dathie et Galatée Dominique Hirigoyen, *Le destin de Pierre. Autour d'Alzheimer*, 2018.
Guillaume Alemany, *Les aventures de Kawi. Parcours d'un jeune Asperger*, 2017.
Michèle Bertone-Véronèse, *Huit mois en pyjama. Témoignage autour d'un lymphome*, 2017.
Denise Morel-Ferla, *« Maître Alzheimer » et les trous de mémoire*, 2017.
Virginie Burner-Lehner, *La dame en bleu, Le syndrome d'Elhers-Danlos à travers quatre générations d'une famille*, 2016.
Jérome Rivkine, *Les cinq saisons. Sortir du cancer : parcours initiatique d'un malade bien-portant*, 2016.
Michel Basler, *L'Alcool, moi et le bonnet rouge*, 2015.

Benoît Quinquis

Voyage en Normalaisie

Le pays des gens « normaux » vu par un Asperger

suivi de

Dix signes infaillibles pour ne pas reconnaître un « Aspie »

Préface de Pascale Planche
Illustrations de Blequin

L'Harmattan

Du même auteur

Sous le nom de Benoît Quinquis :

L'Antiquité chez Albert Camus, L'Harmattan, 2014.

Sous le pseudonyme de Blequin :

Vivement la mort qu'on se repose un peu !, Y.I.L., 2018.

Les années 2010, édité par l'auteur, 2019.

Y *a trop de monde sur la Terre !*, Y.I.L., 2020.

5-7, rue de l'Ecole-Polytechnique, 75005 Paris

http://www.editions-harmattan.fr

ISBN : 978-2-14-049787-2
EAN : 9782140497872

Préface

Benoît Quinquis alias Blequin nous livre le récit de vie et les réflexions d'un jeune que l'on pourrait qualifier aujourd'hui de « différent ». Nous sommes tous différents les uns des autres et c'est ce qui constitue la richesse d'une société, nous ne sommes pas des clones… Mais lorsque cette différence est trop apparente, elle attire les regards, les commentaires, voire des paroles et des gestes de rejet, la violence aussi parfois…

Qui sont ces gens qui excluent ceux qui ne leur ressemblent pas tout à fait ? Les « Normalais » comme Benoît les désigne. Cet ouvrage propose une description fine et savoureuse de leurs caractéristiques de fonctionnement. Benoît Quinquis pose un regard extralucide sur notre société « malade de la normalité ». Il se veut ici l'explorateur d'un monde, qui lui apparait étrange, et dont ses habitants ne l'ont d'abord pas reconnu comme un des leurs. À la lecture de leurs manières de vivre, on pourrait croire que ce sont eux les êtres humains les plus singuliers qui peuplent notre planète. Chemin faisant, en prenant le contrepied, on comprend que sont dévoilées ainsi les fonctionnalités atypiques qui affectent souvent les personnes avec autisme, enfants et adultes : hypersensibilité à la lumière, aux bruits ambiants, difficultés de communication et d'interaction sociale, difficultés à saisir le second niveau du langage, difficultés à s'adapter aux changements de routine…

Benoît Quinquis a été diagnostiqué autiste Asperger à 28 ans. Il a soutenu une thèse de Doctorat en philosophie antique un an auparavant. Les échanges avec d'autres étudiants le conduiront vers une recherche de diagnostic, celui-ci fut tardif mais « salutaire » nous dit-il, il lui permettra de comprendre « pourquoi il a été un enfant à part ». Il lui permettra probablement aussi de mieux s'assumer avec ses particularités voire d'en faire une force révélatrice de son potentiel, de ses talents. Il est aujourd'hui un caricaturiste de plus en plus reconnu dans le pays bretonnant, il a publié quelques ouvrages satiriques, il déploie dans le slam ses revendications et ses douleurs à être soi.

À la suite d'une petite enfance heureuse dans un cocon familial sécurisant où ses parents ont appris à le comprendre et à l'accepter tel qu'il est, l'école a été le contexte révélateur de ses différences. Le premier environnement où il a vraiment compris à travers les comportements des autres enfants ou des adultes à son égard, qu'il n'était « pas comme les autres ». « Tu savais déjà lire alors qu'eux savaient à peine parler » ! En une phrase sa mère résume une de ses différences et tente d'expliciter ses difficultés précoces d'intégration sociale… Il a appris à lire tout seul en feuilletant les bandes dessinées qui foisonnaient dans la bibliothèque familiale. Les adultes, parents et enseignants, ont découvert avec surprise qu'il savait lire alors qu'il n'était qu'à l'école maternelle. Et lui-même de s'étonner qu'il faille « apprendre » à lire :

> « Faute de contre-exemple, je n'avais aucune raison de penser que la lecture ne venait pas aussi naturellement aux autres enfants (...). Ainsi ai-je appris, non sans stupéfaction, que les Normalais ne savent toujours pas lire quand ils atteignent leur sixième année, ce qui ne semble pas les inquiéter outre mesure, à tel point que c'est même quand un enfant maîtrise prématurément la lecture qu'ils sont préoccupés ! »[1]

Ses capacités très précoces interpellent, son allure détonne dans le paysage scolaire, il n'en faudra pas davantage pour que naisse et se poursuive un harcèlement

---

[1] *Cf.* Chapitre 7.

à son encontre, de l'école primaire jusqu'au collège au moins. Il nous le détaille ainsi :

> « Tous les prétextes étaient bons à mes "camarades" pour se moquer de moi, m'insulter voire me molester : ma façon de marcher, de parler, de m'habiller… Et quand ils ne trouvaient pas un prétexte, ils en inventaient un : ils m'accusaient d'usurper une identité, ils me faisaient porter le chapeau de tous les maux de la classe, ils me traitaient de voleur, de menteur, de tricheur (…), certains enseignants ne se sont pas privés d'en rajouter, par exemple en me traitant de "pignouf" devant tout le monde ou en affirmant à mes parents qu'il fallait m'envoyer me "faire soigner". »[1]

Ces faits ont eu lieu il y a une vingtaine d'années, ne sont-ils vraiment plus d'actualité aujourd'hui ? 18 ans après la publication de la loi française du 11 février 2005 pour l'égalité des droits et des chances, qui a instauré le droit à la scolarisation pour tous les enfants, y compris ceux en situation de handicap ? 10 ans après la loi de refondation de l'école du 8 juillet 2013 qui affirme l'ambition de développer une école inclusive permettant une meilleure prise en compte des besoins éducatifs de chaque élève ? Et 4 ans après la loi « pour une École de la confiance » publiée au Journal Officiel le 28 juillet 2019, qui vise notamment à établir un véritable « service public de l'École inclusive » ? Les propos encore tenus aujourd'hui par certaines familles qui vivent toujours un parcours du combattant pour réussir à scolariser leur enfant avec autisme, les récits parfois amers de leurs années d'école de jeunes en situation de handicap, permettent d'en douter.

Les intentions sont affirmées. Les objectifs sont renouvelés au fil des lois successives. Le terme « inclusif » a envahi ces vingt dernières années tous les

[1] *Cf.* Chapitre 4.

textes législatifs voulant faire de l'école de la République une école inclusive. Mais suffit-il de changer les termes pour que le système éducatif soit véritablement « inclusif », pour que le sort des enfants en situation de handicap à l'école ne soit plus jamais celui qu'a connu Benoît ?

La notion d'éducation inclusive repose sur trois dimensions essentielles. 1 : Permettre aux enfants en situation de handicap de grandir dans le même environnement scolaire que les autres enfants, de participer pleinement et activement à la vie de l'école, d'être reconnus en tant que membres à part entière de la communauté scolaire et, plus généralement, de la société. 2 : Conduire les enfants en situation de handicap à avoir une vision d'eux-mêmes qui ne se résume pas aux contraintes de la déficience. 3 : Considérer les « intégrés » non pas comme de simples visiteurs mais comme des membres à part entière de la communauté scolaire. Selon les principes de l'école inclusive édictés dans les Textes, ce n'est plus à l'enfant de s'adapter à l'école, c'est à l'école de se préparer à accueillir tous les enfants. L'école doit proposer un environnement et des méthodes pédagogiques adaptés à la singularité de chaque élève, quels que soient ses besoins particuliers.

Pourtant dans les INSPE[1] aujourd'hui, les futurs enseignants reçoivent encore trop peu de cours sur les particularités de fonctionnement des enfants en situation de handicap, alors qu'à partir d'une bonne connaissance de ces particularités, ils pourraient mieux ajuster les méthodes pédagogiques pour entrer dans un « jeu didactique coopératif » avec ces enfants comme avec tous les autres de la classe.

L'essor de l'école inclusive en France dépend d'un changement de regard des citoyens sur le handicap en

---

[1] Les Instituts Nationaux Supérieurs du Professorat et de l'Education

général, d'innovations pédagogiques et impose une formation spécifique des enseignants. Il faut admettre le monde extérieur dans l'école, au-delà des querelles de territorialité, l'école de demain doit s'ouvrir à des formes de partenariat et de coopération multiples entre les acteurs de l'école, des champs médico-social, sanitaire, associatif... et cette vision collaborative implique une formation initiale et continue revisitée pour les différents professionnels impliqués dans l'école.

C'est peut-être là le défi de l'école véritablement inclusive. Un défi que l'école française peine encore à relever... Il ne devrait plus y avoir dans les classes et les cours de récréation des enfants qui vivent le calvaire que Benoît a vécu. C'est à lui que je laisse les derniers mots de cette préface : « Que nul n'oublie que dans l'expression "personne avec autisme", il y a le mot "personne", et qu'avant d'être des autistes, nous sommes des citoyens qui ne tolérerons plus jamais ni le mépris des piliers de bistrot ni la feinte compassion des dames patronnesses. »[1]

Pascale PLANCHE
Professeur de Psychologie à l'Université de Brest
Chercheur au CREAD (Centre de Recherche sur l'Éducation, les Apprentissages et la Didactique), Brest

[1] *Cf.* page 71.

Introduction

J'ai été diagnostiqué autiste Asperger à 28 ans, moins d'un an après l'obtention de mon titre de docteur en philosophie antique : à la suite de ce diagnostic tardif mais salutaire, qui m'a notamment permis d'enfin comprendre pourquoi j'avais été un enfant à part, j'ai été amené à faire plusieurs interventions publiques sur mon expérience de personne avec autisme. La plus notable reste la conférence intitulée « Voyage en Normalaisie », prononcée le mercredi 23 février 2022 à l'université de Brest, à la demande de l'association étudiante Handicapable : l'intérêt qu'elle avait alors suscité m'incite aujourd'hui à en présenter le texte, légèrement modifié, sous forme de livre, accompagné du texte de « Dix signes infaillibles pour ne pas reconnaître un aspie », une autre conférence qui a été prononcée à plusieurs reprises, notamment devant les internes de l'hôpital psychiatrique de Bohars, à la demande de madame Pascale Planche, professeur de psychologie cognitive du développement.

J'espère que cette publication sera utile aux professionnels et aux associations amenées à interagir avec des personnes avec autisme, mineures ou non ; elle est cependant destinée à tous les publics afin de combattre les idées fausses qui persistent à circuler sur l'autisme en général et le syndrome d'Asperger en particulier, car l'histoire nous a montré plus d'une fois que bien des égarements criminels tirent leur origine de l'ignorance et il ne manquerait qu'un politicien déséquilibré, décrétant que les gens « différents », sans distinction, sont responsables de tous les maux de la société, pour que les personnes en situation de handicap vivent des heures difficiles…

Que l'on m'excuse ce commencement quelque peu sinistre, mais j'ai eu à souffrir très tôt du mépris voire du rejet de mes semblables et je suis convaincu que l'intolérance infantile porte en germe les pogroms des adultes. Cependant, j'ai aussi découvert par la suite la bienveillance dont certaines personnes sont capables : cet ouvrage est donc naturellement dédié à toutes celles et tous ceux qui, à leur échelle, luttent pour une meilleure connaissance du handicap et des troubles du spectre autistique. Ces précisions étant faites, bonne lecture !

Je tiens à remercier :

- Anne de Branche, Gaëtan Kerdraon, Marjorie Bergonzo, Guillaume Alemany et Julie Le Traon pour m'avoir aidé à prendre conscience de mon autisme et m'avoir motivé à me faire diagnostiquer.
- Pascale Planche pour son émouvante préface et pour son soutien sans faille à son « réseau d'autistes » en général et à ma modeste personne en particulier.
- Mon ami psychologue Mathieu Favennec qui considère que l'autisme n'est pas un handicap mais une « manière d'être au monde ».
- L'association Handicapable pour l'étincelle de départ.
- Les éditions L'Harmattan pour avoir donné sa chance à ce modeste ouvrage neuf ans après la parution de *L'antiquité chez Albert Camus*.

Cet ouvrage est dédié :

- À ma famille qui accepte ma différence, en particulier à mes tantes et oncle Noëlle, Karine et Gilles, tous trois partis trop tôt, et à ma sœur Bénédicte qui lutte elle aussi pour le respect de la diversité et l'égalité en droits.
- À Greta Thunberg, Josef Schovanec et Julie Dachez qui portent haut la dignité des personnes avec autisme.
- À mon amie Françoise Veillet, où qu'elle puisse être.

Voyage en Normalaisie

Le pays des gens « normaux » vu par un Asperger

Prologue

Je suis un immigré. Oui, je suis un immigré. Je n'en ai pourtant pas l'air. J'ai le même teint de navet sous cellophane que le petit beauf raciste qui crache sur les migrants au comptoir du bar-tabac situé près de chez moi. J'ai le même accent plat que la rombière de mon quartier qui prend peur dès qu'elle entend parler avec un petit accent arabe. Même sur ma carte d'identité, il est indiqué que je suis né dans la grande ville française où je vis encore aujourd'hui, mais les apparences sont trompeuses : je suis bel et bien un immigré. J'ai vécu mes premiers instants dans un très petit pays. Si petit que vous ne le trouverez sur aucune carte du monde, même la plus détaillée. Il s'appelle « Chez mes parents ». J'en garde le souvenir d'un pays assez paisible, sur lequel mes géniteurs semblaient régner en maîtres absolus et où je n'avais qu'à leur obéir sans me poser de questions. La raison d'être des règles qu'ils m'ordonnaient de suivre m'importait d'ailleurs fort peu : à l'instar d'Adam et Ève au jardin d'Éden, je n'envisageais pas un seul instant que les choses puissent être autres, j'étais même persuadé que le monde se limitait au domicile familial.

Il aurait pu en aller ainsi encore très longtemps. Mais un jour, il fallut que mes parents décident de me faire sortir de leur pays. Je n'ai jamais bien su si c'était par nécessité ou par punition – mais dans ce cas, quelle faute avais-je pu commettre ? Toujours est-il que je fus brutalement mis devant le fait accompli : le monde était beaucoup plus vaste que je ne l'imaginais et le pays de mes parents n'était qu'une minuscule enclave au milieu d'une immense contrée dont j'allais devoir m'improviser l'explorateur. Cette terre, je l'ai baptisée « Pays des gens normaux » ou « Normalaisie » – cette dénomination a été préférée à « Normalie » qui aurait donné aux indigènes le nom de « Normaliens » et aurait créé une confusion avec les élèves de l'École Normale Supérieure.

Voilà déjà plus de trente ans que j'explore cette terre : le moment est venu pour moi, tel Bougainville au XVIIIe siècle, de rapporter mes observations sur elle et ses habitants, les gens dits normaux ou « Normalais ».

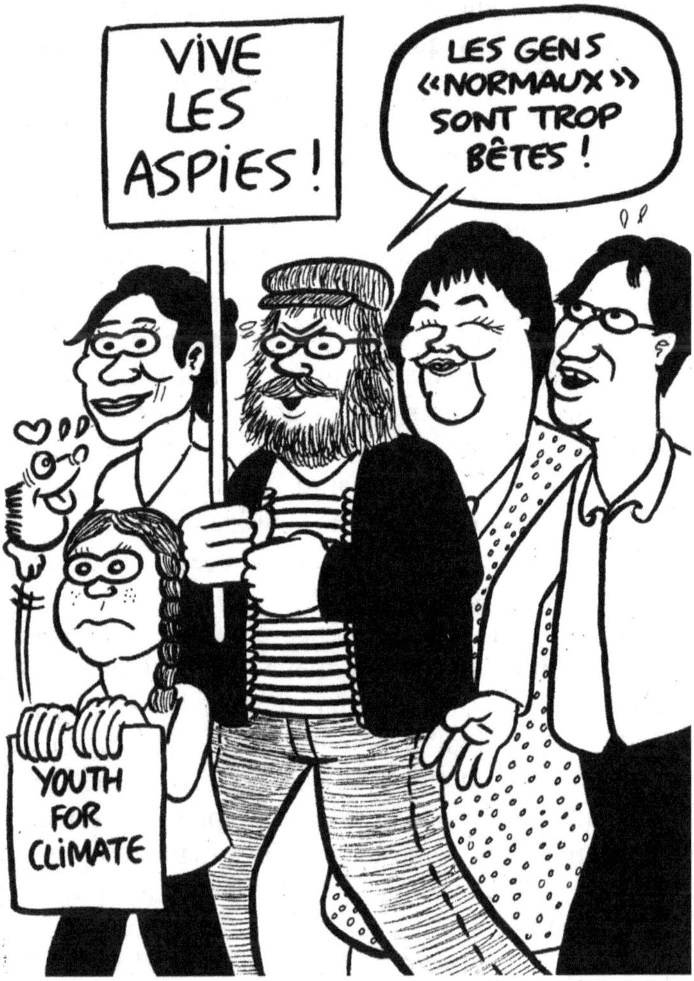
VIVE LES ASPIES !
LES GENS «NORMAUX» SONT TROP BÊTES !
YOUTH FOR CLIMATE

De gauche à droite : Greta Thunberg, Julie Dachez, Benoît Quinquis, Susan Boyle et Josef Schovanec

Chapitre 1

De l'hyposensibilité[1] des Normalais à la lumière

À peine sorti de chez mes parents, alors que je ne savais même pas encore marcher et que je ne pouvais donc faire mes explorations qu'en poussette, un aspect important de la Normalaisie me sauta aux yeux : c'est un pays sans plafond. Plus exactement, son plafond est si élevé que personne n'arrive à le toucher du doigt, pas même mon père en s'élevant sur son échelle qui, pourtant, m'impressionnait tellement.

Mais surtout, la Normalaisie est éclairée pendant environ les deux tiers du temps (avec des variantes selon les saisons) par un gigantesque luminaire appelé « soleil » qui dégage une lumière dont l'intensité est proprement insupportable. En tout cas, dans ma poussette, je ne supportais pas cette lumière : dès que j'avais le malheur d'y être exposé, je poussais des hurlements qui ne se calmaient que quand je me retrouvais à l'ombre. Il faut croire que j'étais bien le seul : mes cris attiraient immanquablement l'attention des indigènes qui se demandaient ce que mes parents pouvaient faire à leur enfant pour qu'il souffre ainsi ! J'en ai déduit que les Normalais étaient hyposensibles à la lumière et la recherchaient jusqu'à l'excès, déduction qui devait ensuite être validée par trois observations similaires.

Premièrement, en période de reproduction, ils ont pour coutume de rechercher leurs partenaires dans des lieux clos appelés « discothèques », éclairés par des lumières d'autant plus violentes qu'elles sont intermittentes, et qui ont la particularité d'être ouverts à des heures habituellement réservées au sommeil. Les Normalais

---

[1] Néologisme : antithèse de l'hypersensibilité.

aiment donc tellement la lumière qu'ils s'en repaissent jusqu'à prendre le risque de perturber leurs cycles naturels, ainsi d'ailleurs que ceux des autres espèces.

En effet, deuxièmement, quand le luminaire appelé « soleil » ne les éclaire plus, les villes normalaises restent néanmoins illuminées par des lampadaires que les habitants ont fabriqués de leurs propres mains afin, disent-ils, d'assurer leur sécurité : cet éclairage artificiel leur coûte très cher, son efficacité dans la prévention de la délinquance se révèle finalement très limitée et, plus grave, il cause énormément de dommages aux insectes et aux oiseaux dont le vol est désorienté par cette débauche de lumières et qui périssent en masse, comme l'a également constaté le vidéaste Arnaud Thiry alias Astronogeek[1]. La lumière est donc sacrée au point d'être plus importante que la biodiversité.

Troisièmement, enfin, dans les régions où l'éclairage du soleil est plus rare, par exemple en Bretagne où réside votre serviteur, l'apparition du soleil y est si événementielle que les indigènes s'y exposent sans prendre de précautions, au risque de se brûler la peau. Quand la brûlure est modérée, ça s'appelle un bronzage ; quand la brûlure est plus forte, ça s'appelle un coup de soleil, et quand la brûlure est totale, ça s'appelle un cancer de la peau et on peut en mourir. Mais ce danger ne semble dissuader personne d'adorer la lumière : je me suis régulièrement trouvé avec plusieurs Normalais dans une salle où j'étais ébloui, je demandais alors à ce qu'on diminue l'intensité lumineuse, par exemple en éteignant au moins un plafonnier ou en tirant les rideaux, et ces demandes ont toujours été très mal accueillies ; une jeune Normalaise m'a dit un jour (je cite de mémoire) que c'était « trop cheulou de pas aimer le soleil » et on m'a même traité d'endive, ce qui en dit long sur le statut de tabou

[1] Url : https://youtu.be/tYNcsPkzJVw Consulté le 11 mai 2022.

inviolable dont jouit la lumière, qu'elle soit naturelle ou artificielle.

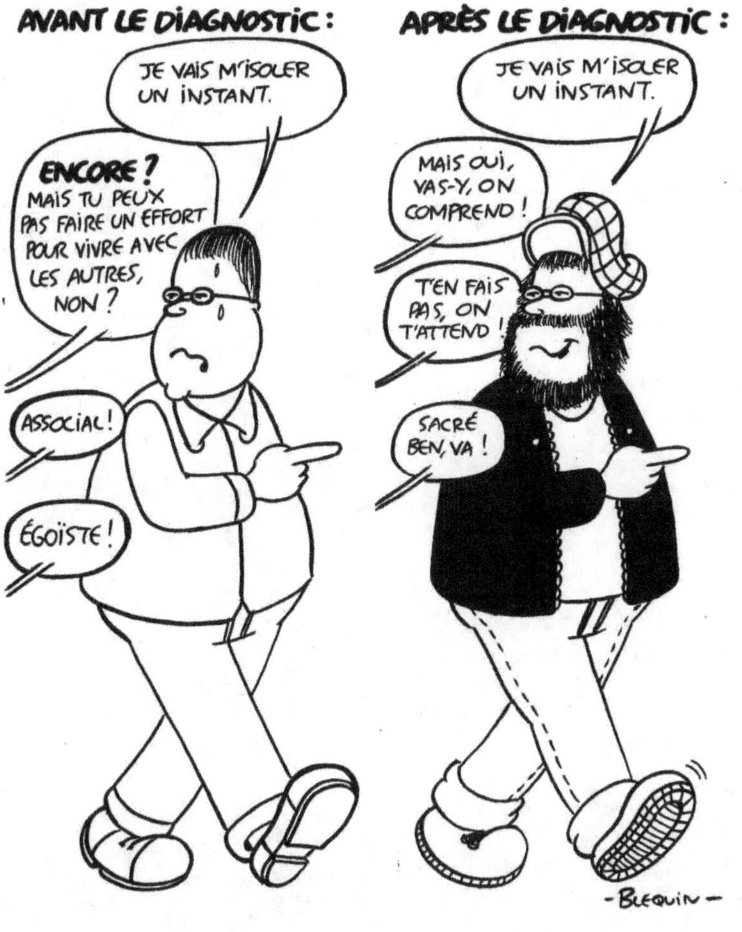
AVANT LE DIAGNOSTIC :
JE VAIS M'ISOLER UN INSTANT.
ENCORE ? MAIS TU PEUX PAS FAIRE UN EFFORT POUR VIVRE AVEC LES AUTRES, NON ?
ASSOCIAL !
ÉGOÏSTE !
APRÈS LE DIAGNOSTIC :
JE VAIS M'ISOLER UN INSTANT.
MAIS OUI, VAS-Y, ON COMPREND !
T'EN FAIS PAS, ON T'ATTEND !
SACRÉ BEN, VA !
- BLEQUIN -

Chapitre 2

De l'hyposensibilité des Normalais à la chaleur

Mais le soleil n'apporte pas que la lumière aux Normalais ; il leur procure un autre *stimulus* sensoriel dont ils se repaissent jusqu'à plus soif : la chaleur.

Voici comment je m'en suis aperçu : très tôt, alors que j'étais encore bébé, j'ai constaté que mes parents avaient emprunté aux indigènes l'étrange habitude de s'éloigner de leur doux foyer une fois par an pour une durée de plusieurs semaines dans le cadre d'un mystérieux rituel appelé « vacances », sur lequel je reviendrai dans un chapitre ultérieur. Ainsi, au terme d'un voyage qui dura tout de même quelques heures (autant dire une éternité à l'échelle de l'enfançon que j'étais), je me suis retrouvé en un lieu situé plus au Sud que la maison familiale et où l'air était beaucoup plus sec et chaud. Mes géniteurs semblaient ravis ; pour ma part, j'ai tout de suite hurlé, cette situation n'ayant rien pour me plaire : la chaleur m'écrasait comme si j'étais allongé sous une enclume, de l'eau s'est mise à suinter sur ma peau, rendant ainsi mes vêtements collants, et j'avais même du mal à respirer !

Ma mère m'a fait comprendre que la seule façon de supporter cette chaleur était d'enfiler des vêtements laids et inconfortables qui ne cachaient plus mes coudes ni mes genoux : j'ai obtempéré à contrecœur, mais montrer ces parties du corps habituellement cachées fut pour moi une épreuve. Encore aujourd'hui, je déteste porter ce genre d'habits qui me donne l'impression que je pourrais plus facilement être touché par des mains étrangères, comme si ma sphère de sécurité avait disparu.

En somme, je n'ai jamais trouvé aucun avantage à la chaleur ; pourtant, les Normalais, loin de l'éviter, la recherchent et en redemandent. De fait, j'ai constaté qu'ils persistent à partir en vacances dans les zones les plus chaudes, par exemple en Provence alors même que tout y est hors de prix et que les plus beaux paysages y ont été saccagés par le béton. Quand on interroge les Normalais sur ce choix, ils reconnaissent généralement qu'il faudrait les payer pour vivre à l'année dans cette région, mais ils ajoutent ensuite « au moins, on est sûr d'y trouver du soleil », comme si c'était une raison suffisante pour s'imposer un mois d'enfer.

Plus étonnant encore, comme si la chaleur dégagée par le soleil ne leur suffisait pas, ils font tout pour augmenter celle de leur habitat en toute saison, par exemple en accroissant l'intensité de leur chauffage domestique dans des proportions déraisonnables ou en s'entassant à plus de dix dans des espaces restreints : je me suis régulièrement trouvé dans une des situations de ce genre et j'étais le seul à me plaindre d'étouffer.

Cette passion pour la chaleur est d'autant plus étrange qu'elle s'avère néfaste : en chauffant leurs lieux de vie en toute saison, y compris certains endroits ouverts comme les terrasses de café, les Normalais prennent le risque d'épuiser en quelques années les énergies fossiles qui ont mis des millénaires à se former et ils réchauffent l'atmosphère de la planète au point de mettre en péril leur survie. Il se trouve bien certaines personnes pour les mettre en garde contre les dangers du réchauffement climatique, mais le mot « réchauffement » est connoté d'une façon si positive dans l'esprit des Normalais qu'ils n'arrivent pas à prendre la menace au sérieux. J'ai même entendu l'un d'eux se féliciter d'avoir de la chaleur en plein mois de février en disant (je cite une nouvelle fois de mémoire) que « pour l'instant, le réchauffement de la planète, c'est plutôt agréable » ! En somme, ils sont si hyposensibles à la lumière et à la chaleur qu'ils refusent d'en admettre les méfaits même s'ils mettent leur existence en danger.

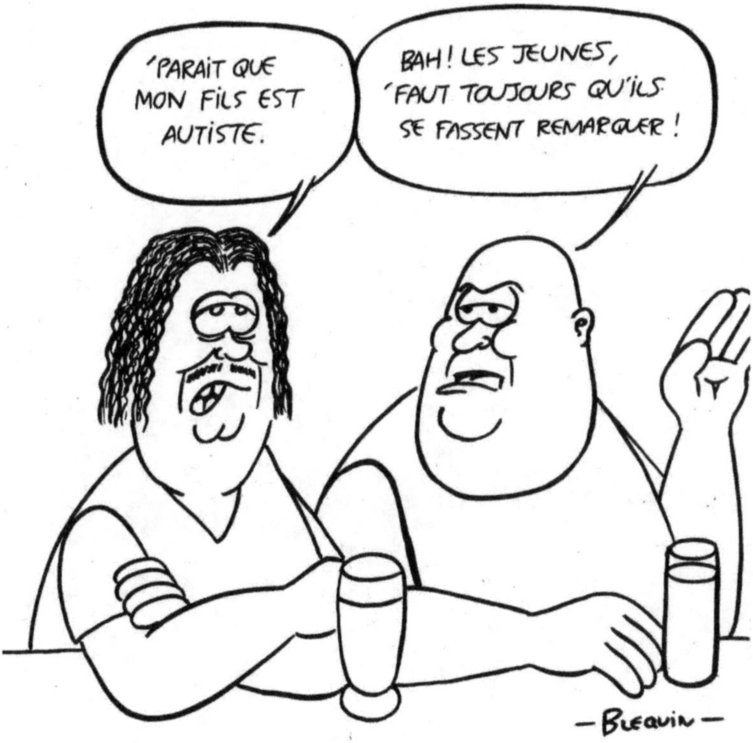
'PARAIT QUE MON FILS EST AUTISTE.
BAH ! LES JEUNES, 'FAUT TOUJOURS QU'ILS SE FASSENT REMARQUER !
-BLEQUIN-

Chapitre 3

De l'hyposensibilité auditive des Normalais

Autre stimulation sensorielle à laquelle les Normalais semblent également vouer un culte superstitieux : le bruit.

Je l'ai découvert ainsi : lorsque je parvins à tenir sur mes petites jambes, mes parents commencèrent à m'emmener à des réunions dont la raison d'être exacte m'échappait mais qui leur permettait de retrouver deux catégories d'indigènes avec lesquels ils avaient réussi à nouer une relation privilégiée, la première étant désignée sous l'appellation globale de « famille » et la seconde regroupant ceux que mes parents appelaient les « amis ». Ce n'est que bien plus tard que j'ai compris la différence entre ces deux groupes, mais, que ce soit avec l'un ou l'autre, ces réunions avaient un point commun qui m'a toujours effaré : tout le monde y parlait en même temps. En toute logique, il serait impossible de mener une conversation intelligible dans ces conditions et je vous assure que je n'ai toujours pas réussi à suivre une discussion dans une telle ambiance. Or les Normalais ne semblent guère gênés par cet excès de sonorité et éprouvent même un plaisir manifeste à discuter dans le brouhaha.

Les auteurs de mes jours m'ont ensuite emmené à bon nombre de ces réunions où je m'ennuyais mortellement et au cours desquelles j'avais régulièrement besoin de m'isoler, à l'abri du vacarme. Cette conduite m'a valu une curieuse renommée : j'étais vu comme un rêveur qui vivait dans son monde ou, ce qui était plus embarrassant, comme un rabat-joie qui ne savait pas profiter des bons moments de l'existence ; cette réputation peu flatteuse a été renforcée par mon attitude au mariage de mon oncle[1], où la cérémonie a été suivie d'un après-midi dansant au cours duquel les hurlements du disc-jockey m'ont littéralement terrorisé et où je suis resté à l'écart de la piste de danse, au grand désespoir de ma mère.

J'ai longtemps cru que j'avais des problèmes d'audition, mais un examen chez un spécialiste m'a certifié, au contraire, que j'avais une ouïe excellente. J'en ai déduit que ce n'était pas de moi que venait l'anomalie et que les Normalais étaient tout bonnement hyposensibles au bruit : cette conclusion devait être confirmée notamment à l'école où chacune de mes protestations contre les bavardages incessants était très mal reçue par les autres élèves ainsi que par certains enseignants qui, alors que je ne faisais qu'exprimer une gêne bien réelle, m'accusaient de vouloir imposer ma loi dans la classe ; j'ai même été traité de « kapo » ! On me disait : « Tu vas pas nous dire que t'as besoin du silence total pour suivre le cours ? » Bien entendu, je répondais toujours par l'affirmative, et mes interlocuteurs me regardaient avec des yeux ronds, comme si j'avais proféré une énormité.

Le bruit est manifestement aussi sacré que la lumière et la chaleur, ce dont j'ai eu une nouvelle confirmation quand j'ai commencé à prendre les transports en commun : les usagers y font tellement de bruit en conversant, que ce soit en parlant avec un voisin ou en appelant quelqu'un sur leur téléphone portable, que tous mes déplacements sont à eux seuls plus fatigants que les journées de travail qu'ils ouvrent ou concluent ! La seule solution est de me boucher les oreilles avec des boules Quiès, mais quand les Normalais s'aperçoivent que j'en porte, ils me regardent de travers comme si j'avais cherché à leur signifier que je ne voulais pas les écouter. Il suffirait pourtant que les

---

[1] Une pensée au passage pour son épouse, emportée prématurément par un cancer. Non, pas de la peau.

usagers se mettent d'accord pour se taire dans le véhicule et les déplacements deviendraient des moments feutrés et bénéfiques pour l'organisme… Mais le bruit est tellement sacré que l'idée semble n'effleurer personne.

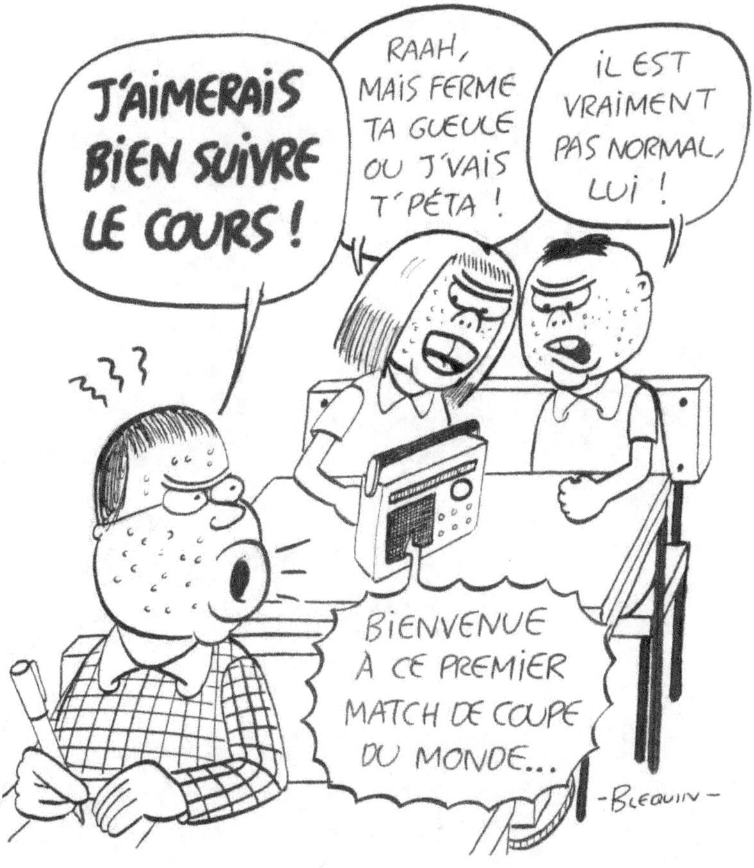
J'AIMERAIS BIEN SUIVRE LE COURS !
RAAH, MAIS FERME TA GUEULE OU J'VAIS T'PÉTA !
IL EST VRAIMENT PAS NORMAL, LUI !
BIENVENUE À CE PREMIER MATCH DE COUPE DU MONDE...
-BLEQUIN-

Chapitre 4

De leur phobie de la différence

Après ces trois chapitres exposant l'hyposensibilité sensorielle des Normalais, je passerai maintenant en revue certaines pratiques qui m'étonnent encore aujourd'hui.

Un beau jour, ma mère m'a annoncé que j'allais devoir aller à l'école : je n'ai pas fait de difficultés ; comme je le disais en prologue, j'obéissais toujours à mes parents. Ma génitrice a ajouté ensuite que j'allais devoir bien travailler. Point. C'est tout ce qu'elle m'a dit, en tout cas je ne me rappelle de rien d'autre. J'ai donc été très surpris de constater qu'à l'école, on ne faisait pas que travailler : en effet, deux fois par jour, les Normalais laissent les écoliers sortir du bâtiment scolaire pour passer, dans une cour prévue à cet effet, un laps de temps plus ou moins long appelé « récréation » dont je n'ai jamais vraiment compris l'utilité.

D'aussi loin que je me souvienne, j'ai toujours passé ces plages horaires à tourner en rond dans la cour, à l'écart de l'agitation. Mes rares tentatives pour me joindre aux jeux des autres enfants se sont soldées par des échecs cuisants : j'ai essayé de jouer au football, j'ai tout de suite trouvé cette activité fastidieuse. Il y a bien eu d'autres jeux qui auraient pu m'intéresser, mais les autres élèves ont fini par m'en exclure en me disant « dégage », pour des raisons dont la nature exacte m'échappe encore ; ce même jour, une fillette, que j'avais auparavant crue bienveillante à mon égard, est venue me retrouver pour me donner un coup de pied et me dire « Benoît, t'es con ! », de sorte que quand l'heure de la fin de la récréation a sonné, je n'ai pas réintégré ma classe tout de suite : je suis resté dans la cour à pleurer toutes les larmes de mon corps ; quand mon institutrice est venue me chercher, j'en étais encore à clamer « Personne ne m'aime » entre deux larmes, et tout ce qu'elle a trouvé à dire pour me consoler, c'est de m'accuser devant tout le monde, je cite, de « jouer la comédie »...

J'ai fini par comprendre que les enfants, tels les adultes, s'étaient aperçus que je n'étais pas tout à fait comme eux et, pour cette raison, me rejetaient – le fait que je n'aimais pas jouer au football a sûrement joué un rôle déterminant dans cette identification, tant, comme l'a dit Pierre Desproges, « l'idée d'anormalité est solidement solidaire de la non-footballité »[1]. Je n'allais avoir de cesse, par la suite, d'avoir la confirmation de ce triste constat : du CM1 jusqu'à la classe de troisième, tous les prétextes étaient bons à mes « camarades » pour se moquer de moi, m'insulter voire me molester : ma façon de marcher, de parler, de m'habiller... Et quand ils ne trouvaient pas un prétexte, ils en inventaient un : ils m'accusaient d'usurper une identité, ils me faisaient porter le chapeau de tous les maux de la classe, ils me traitaient de voleur, de menteur, de tricheur... J'avoue avoir cru naïvement que cette intolérance était l'apanage de la jeunesse et que, la maturité aidant, les Normalais finissaient par accepter la différence. Bien entendu, il n'en est rien : dès l'époque où j'étais harcelé par mes camarades, certains enseignants ne se sont pas privés d'en rajouter, par exemple en me traitant de « pignouf » devant tout le monde ou en affirmant à mes parents qu'il fallait m'envoyer me « faire soigner ». Par la suite, alors que j'allais sur mes quatorze ans, j'ai vu le candidat de l'extrême-droite se qualifier pour le second tour des élections présidentielles : ce n'était malheureusement qu'un début, beaucoup de pays « civilisés » allaient ensuite élire des politiciens accusant de tous les maux tout ce qui ne ressemblait pas à un mâle

---

[1] Pierre Desproges, *Chroniques de la haine ordinaire*, Seuil, Série Point-virgule, Paris, 1987, p. 164.

blanc hétérosexuel et catholique, on a même vu des gens manifester par milliers pour refuser aux couples homosexuels le droit de se marier et de fonder une famille.

En somme, alors même que la Normalaisie est si vaste qu'on pourrait la croire infinie, ses indigènes refusent de la partager avec les individus qui ne leur ressemblent pas : ils les rejettent et les traquent impitoyablement, allant parfois jusqu'à les lyncher ou à programmer leur extermination ; même sans en arriver là, le moindre comportement qui diffère de celui de la majorité est aussitôt épinglé et sanctionné : dès son plus jeune âge, l'individu est exhorté à « faire comme tout le monde », on lui fait même honte de ce qui le distingue de son voisin, l'originalité est traquée tel un cancer pour que l'individu puisse, à l'âge adulte, s'intégrer sans faire de vagues aux cycles de production de l'entreprise capitaliste. La société normalaise rejette donc la différence parce qu'elle se complait dans l'absence de créativité et de nouveauté : nous verrons ultérieurement que ce n'est même pas par goût de la stabilité.

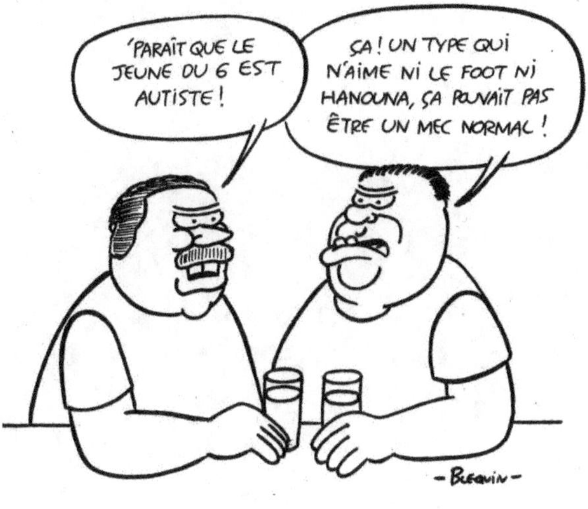
'PARAÎT QUE LE JEUNE DU 6 EST AUTISTE !
ÇA ! UN TYPE QUI N'AIME NI LE FOOT NI HANOUNA, ÇA POUVAIT PAS ÊTRE UN MEC NORMAL !
- BLEQUIN -

Chapitre 5

Du faible prix accordé à l'amitié

Dans le chapitre précédent, j'évoquais cette fillette que je pensais bienveillante à mon égard et qui a fini par me dire « Benoît, t'es con ! » : je croyais qu'elle m'aimait, et elle s'est retournée contre moi sans raison valable. Ce n'était qu'un commencement : par la suite, j'ai fait la connaissance d'un jeune garçon, qui était le fils du médecin traitant de mes parents (et donc de moi aussi, ça crée des liens). Ce garçon, à l'école primaire, se disait mon « copain », mais quand je me suis retrouvé au collège avec lui, il n'a pas manqué de se joindre à mes tourmenteurs pour me harceler voire me martyriser, il était même le premier à éclater de rire en me voyant fondre en larmes quand je n'en pouvais plus des quolibets malveillants qui m'étaient servis au quotidien.

Quelques années plus tard, j'ai revu plusieurs de mes anciens harceleurs qui m'ont tous tenu à peu près le même langage : « Tu sais, Benoît, j'avais rien contre toi, je trouvais même que t'étais quelqu'un d'intéressant ! Si je me moquais de toi, c'est juste que je voulais pas être exclu du groupe, alors j'ai suivi le mouvement ! » Oui, à chaque fois, j'ai eu droit à la même piteuse excuse : « J'ai suivi le mouvement ! » Une excuse bien légère pour six années que j'ai passées à souffrir, à me croire une mauvaise personne et à rentrer à la maison en pleurs presque tous les jours : j'en suis sorti en me méfiant de tout et de tout le monde, je suis resté sur la défensive pendant toutes mes années de lycée, j'en fais encore des cauchemars aujourd'hui… Et tout ce qu'ils trouvent à me dire pour s'excuser, c'est : « J'ai suivi le mouvement » ! Mais qu'est-ce que ça veut dire ? Qui les a obligés à « suivre le mouvement » ? Qu'est-ce qu'ils auraient risqué à ne pas le suivre ? Et puisqu'ils se sont tous bornés à le suivre, ce fameux mouvement, qui l'a donc initié ?

On connait tous le tristement célèbre « Je n'ai fait qu'obéir aux ordres » qui a eu son heure de gloire à Nuremberg en 1945. Mais à tout prendre, bien qu'associée au souvenir du pire crime contre l'humanité de tous les temps, cette défense est encore recevable par rapport à « J'ai suivi le mouvement » : pour celui qui dit avoir « obéi aux ordres », il est parfaitement envisageable qu'il aurait pris des risques terribles en désobéissant, qu'il aurait pu être emprisonné voire liquidé... Mais celui qui dit avoir « suivi le mouvement », qu'est-ce qu'il risquait ? Ne cherchez pas : si tous ces moutons bêlants n'avaient pas emboîté le pas au premier qui a eu l'idée géniale de me choisir comme tête de Turc, ils n'auraient pas encouru la plus petite sanction. Et pourtant, ils ont fait fi de l'amitié qu'ils prétendaient me porter...

J'en ai conclu que les Normalais ignorent tout simplement la valeur de l'amitié, qu'ils peuvent renier du jour au lendemain sous les prétextes les plus futiles. C'est facile à prouver : depuis quelques années, je fréquente les milieux associatifs et je ne compte plus le nombre de fois où j'ai vu des individus, qui se disaient encore amis pour la vie la veille au soir, se fâcher subitement et définitivement suite à un désaccord sur des détails. J'ai même parmi mes amis des gens que j'avais rencontrés ensemble mais qui ne peuvent plus se voir en peinture aujourd'hui, de sorte je suis obligé de déployer des trésors d'ingéniosité pour leur éviter de se rencontrer sans vexer personne – car l'amitié a si peu de valeur en Normalaisie qu'il suffit d'une maladresse pour perdre irrémédiablement l'ami que l'on croyait le plus fidèle.

En va-t-il de même pour l'amour, ce sentiment qui, comme l'a chanté Henri Tachan, ne se distingue de l'amitié que par un « lit de différence » ? Il faut croire que oui : dans mon entourage, à peu près tout le monde change de partenaire au moins tous les deux ans. Bien entendu, je ne nie pas le droit de se séparer aux couples qui ne s'accordent plus, mais je ne peux m'empêcher d'être effaré par ces gens qui changent de partenaire comme de mouchoir car je serais incapable d'avoir des relations sexuelles avec une personne avec laquelle je n'entretiens pas un lien fort : j'ai longtemps cru que c'était le cas de tout le monde, mais j'ai appris il n'y a guère qu'on a inventé un terme précis, celui de « demisexualité », pour désigner cette attitude qui n'est donc pas considérée comme « normale ». Les sentiments n'ont donc aucune valeur en Normalaisie où les citoyens sont même fortement incités à ne voir en autrui qu'un client potentiel voire un concurrent à abattre.

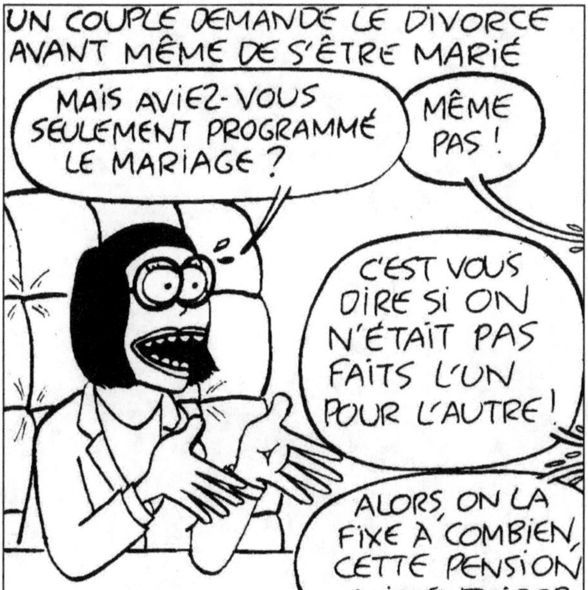
UN COUPLE DEMANDE LE DIVORCE AVANT MÊME DE S'ÊTRE MARIÉ
MAIS AVIEZ-VOUS SEULEMENT PROGRAMMÉ LE MARIAGE ?
MÊME PAS !
C'EST VOUS DIRE SI ON N'ÉTAIT PAS FAITS L'UN POUR L'AUTRE !
ALORS, ON LA FIXE À COMBIEN, CETTE PENSION ALIMENTAIRE ?

Chapitre 6

De l'intérêt des vacances

Vous devez penser qu'avec une telle conception des sentiments, la vie des Normalais doit être bien ennuyeuse. De fait, c'est là où je voulais en venir quand j'évoquais, plus haut, ce curieux rituel appelé « vacances ».

Voici les faits : chaque année, à peu près à la même époque, ils font des kilomètres pour mener de leur plein gré une existence qu'ils jugeraient inacceptable si on la leur imposait. Jugez plutôt : ils quittent leurs logements confortables pour vivre dans des amas de tôle ondulée appelés « caravanes » ou sous des abris de toile nommés « tentes », autant dire des logements habituellement dévolus aux SDF. Les plus fortunés se paient des « locations » hors de prix et se font gruger par des propriétaires sans scrupules, mais quel que soit le logis qu'ils adoptent, ça se passe toujours à peu près de la même façon : soit il pleut, et ils s'ennuient et pataugent dans la boue, soit il y a du soleil, et ils subissent tous les désagréments, évoqués dans un précédent chapitre, que cela entraîne. Ils paient très cher pour mener cette vie misérable et saccagent les plus beaux paysages pour construire les infrastructures qu'elle nécessite – un constat déjà formulé en 1978 par le dessinateur Reiser :

> « Finalement, c'est idiot les vacances. Quand il fait chaud, on crève, on respire de la poussière, on attrape des coups de soleil. Quand il pleut, on a la boue, l'ennui… Tout est plus cher, on se fait voler partout. On ne voit que des paysages saccagés… Dont on est responsable d'ailleurs. »[1]

---

[1] Jean-Marc Reiser, *La famille Auboulot en vacances*, Albin Michel, Paris, 1989, p. 31.

Certains se donnent un alibi culturel en visitant des châteaux, des églises ou d'autres monuments dont ils trouveraient pourtant des photos et des descriptions n'importe où : non contente d'être inutile, cette expérience est coûteuse car l'entrée des bâtiments est généralement payante ; elle est, de surcroît, fastidieuse car les visiteurs sont souvent très nombreux et passent plus de temps à se piétiner et à se bousculer qu'à admirer la beauté du site. Finalement, ils n'y vont que pour le plaisir de dire, à leur retour, qu'ils y sont allés !

Vous l'avez compris, « partir en vacances » est une expérience finalement assez pénible dont ils reviennent, la plupart du temps, encore plus fatigués qu'à l'aller. Alors à quoi ça leur sert ? Si vous interrogez un Normalais à ce sujet, il vous répondra probablement : « Je me fais chier toute l'année, j'ai bien le droit à des vacances ! » Si vous lui demandez ensuite pourquoi il se « fait chier toute l'année » comme il le dit, il vous répondra sans doute : « Ben pour pouvoir me payer des vacances, tiens ! » Et si vous lui faites remarquer que s'il ne se faisait pas « chier toute l'année », il n'aurait pas besoin de vacances et n'aurait donc pas besoin de se « faire chier », vous pouvez être sûr qu'il vous traitera d'intello-prise-de-tête avant de vous envoyer paître.

D'où cette conclusion logique : partir en vacances ne consiste nullement à se reposer et à se détendre comme on pourrait le croire naïvement mais à s'imposer des conditions de vie insupportables pendant un laps de temps limité pour mieux accepter l'existence ennuyeuse menée pendant le reste de l'année – Reiser, encore lui, en était arrivé aux mêmes conclusions : « Les vacances, c'est bon pour ceux qui ont une existence médiocre. L'important, c'est de se faire une vie heureuse toute l'année. »[1] Car bien sûr, il serait plus simple et plus constructif de se faire

[1] *Ibid.*

une vie intéressante et agréable toute l'année, mais nous avons déjà vu que les Normalais se complaisent dans l'absence d'originalité et d'inventivité.

C'est dans la même « logique » que s'inscrivent ce qu'ils appellent les « fêtes », ces célébrations qu'ils organisent tous aux mêmes dates et aux mêmes heures et qui consistent, en gros, à essayer de converser quand tout le monde parle en même temps, à transpirer en gambillant sur des musiques amplifiées, à veiller jusqu'à des heures impossibles et à manger et boire jusqu'à en vomir. Là encore, le plaisir qu'ils éprouvent à s'imposer de telles tortures ne peut s'expliquer que par le peu d'intérêt que leur inspire leur vie quotidienne.

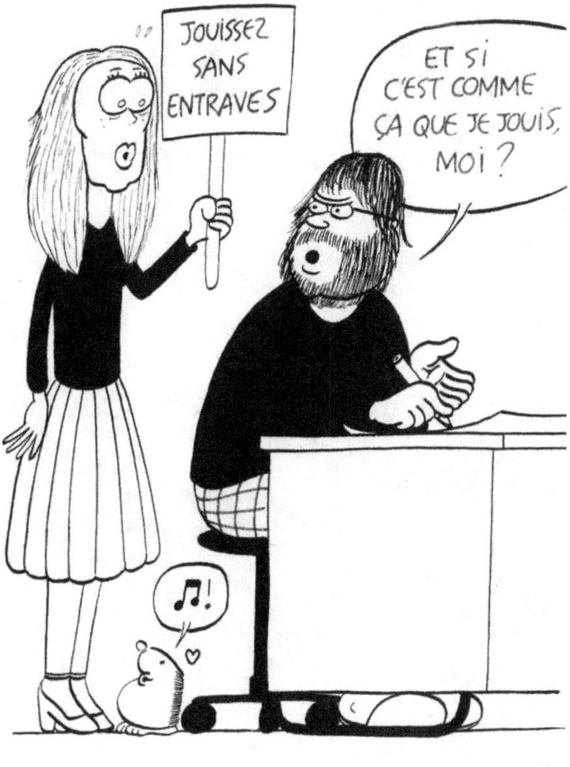
JOUISSEZ SANS ENTRAVES
ET SI C'EST COMME ÇA QUE JE JOUIS, MOI ?

Chapitre 7

De la sous-évaluation de la lecture et de l'écriture

Après les vacances, en toute logique, retournons à l'école. Il s'est trouvé un jour, alors que j'étais encore en maternelle, où mon institutrice m'a traîné jusqu'à une classe de primaire pour me faire lire un court texte sous les yeux d'une de ses collègues. Je n'ai évidemment pas compris tout de suite ce qu'on me voulait : il a donc bien fallu qu'on m'explique que je savais déjà lire à un âge où les enfants normalais passaient plus de temps à regarder Dorothée à la télé qu'à feuilleter des livres, d'où ce traitement de bête curieuse qui m'était infligé.

De fait, mes parents avaient plus de mille albums de bandes dessinées à la maison et j'ai su lire très tôt en feuilletant les albums de Franquin – cette anecdote devrait achever de démentir la vieille légende selon laquelle la lecture des bandes dessinées serait l'apanage des cancres. Quoi qu'il en soit, faute de contre-exemple, je n'avais aucune raison de penser que la lecture ne venait pas aussi naturellement aux autres enfants, et le jour où je me suis mis à lire un mot sur deux dans le roman de gare que ma mère parcourait juste à côté de moi, je n'avais nullement l'intention de l'impressionner ! Il n'empêche que le résultat fut là : mes parents et mes enseignants trouvaient proprement incroyable que je sache lire si tôt. On m'a donc fait sauter le CP (contre l'avis de mes parents !), cette classe où les enfants, m'a-t-on dit, apprenaient à lire : ce qui m'étonnait, ce n'était pas qu'on m'évite de perdre du temps dans cette classe, mais plutôt que l'immense majorité des autres enfants devait y aller ! Je ne comprenais pas qu'ils aient besoin qu'on « leur apprenne » à lire et qu'ils soient incapables d'y arriver par leurs propres moyens ! Bien plus tard, ma mère est revenue sur ma difficulté à entrer en contact avec les enfants de mon âge, qu'elle a résumée avec cette phrase lapidaire mais pertinente : « Tu savais déjà lire alors qu'eux savaient à peine parler » ! Ainsi ai-je appris, non sans stupéfaction, que les Normalais ne savent toujours pas lire quand ils atteignent leur sixième année, ce qui ne semble pas les inquiéter outre mesure, à tel point que c'est même quand un enfant maîtrise prématurément la lecture qu'ils sont préoccupés !

Les effets de cette erreur d'appréciation, on les observe au quotidien : beaucoup de jeunes Normalais arrivent à l'adolescence en sachant à peine lire ; ils entrent même à l'université sans savoir écrire des phrases construites, ce dont j'ai eu la confirmation en corrigeant des copies d'examen ; une fois devenus adultes, ils n'ouvrent jamais un livre, et quand d'aventure ils lisent un texte, même très court, ils le comprennent de travers et lui donnent le sens qu'ils veulent leur donner. Ne citons qu'un exemple : on n'a pas manqué de rappeler dans les médias qu'on pouvait être porteur du Covid-19 sans mourir ni même tomber malade ; une telle information, qui aurait dû rassurer, a éveillé au sein du public la terreur d'être « asymptomatique », c'est-à-dire d'être porteur du virus sans avoir de symptômes, alors même que ne pas avoir de symptômes, *in fine*, signifie tout simplement ne pas être malade !

Et face à cette misère intellectuelle, que font les autorités pour encourager la pratique de la lecture ? À peu près rien : je n'oublierai jamais ce jour, alors que je venais d'avoir vent d'un taux alarmant d'illettrisme au sein de la société, où j'ai entendu un reportage radiophonique s'ouvrir à peu près ainsi : « À quinze ans, une importante proportion de jeunes Français ne sait toujours pas… » Je m'attendais candidement à ce que le journaliste prononce le mot « lire », mais le verbe qui se fit entendre fut finalement… « Nager » ! C'était donc ça la priorité : aux yeux des autorités, il était plus important de savoir nager que de savoir lire ! Pourtant, personne ne passe tout son temps au bord de l'eau, et les occasions où l'on a besoin de savoir lire sont quand même plus nombreuses que celles où l'on devrait savoir nager – en tout cas, pour ma part, je suis obligé de remplir un document administratif au moins une fois par mois mais je n'ai pas souvent l'opportunité de sauver quelqu'un de la noyade, l'occasion ne s'en est même jamais présentée !

Toujours est-il que les Normalais envisagent le fait de savoir lire prématurément comme une bizarrerie et survalorisent le fait de savoir nager. Je n'exagère pas : il y eut une période au cours de laquelle ma mère m'avait inscrit à la piscine dans l'espoir de me « sociabiliser » et de me donner le goût du sport ; la tentative (faut-il le préciser ?) se solda par un échec cuisant et quand ma désinscription fut annoncée à ma grand-mère, celle-ci s'écria devant moi, épouvantée : « Mais tu sauras jamais nager » ! À côté de ça, le fait que je sache déjà lire avant tout le monde lui paraissait négligeable… Il est aussi à noter que le reportage radiophonique qui vient d'être évoqué avait été diffusé précisément au moment où le nageur Florent Manaudou commençait à se couvrir de gloire ; j'avais vu sa photo dans la presse, et en avisant sa petite tête plantée sur ses épaules hypertrophiées, je me suis dit avec indignation : « Le marché de la viande de porc est en crise, mais celui du veau aux hormones se porte bien ! Que les jeunes sachent lire ou pas, le gouvernement s'en fiche, ce qu'il veut, c'est une génération de gros musclés qui rapportent des médailles ! » La lecture est donc quantité négligeable en Normalaisie, c'en est à se demander comment l'écriture a quand même pu y être découverte il y a 3000 ans !

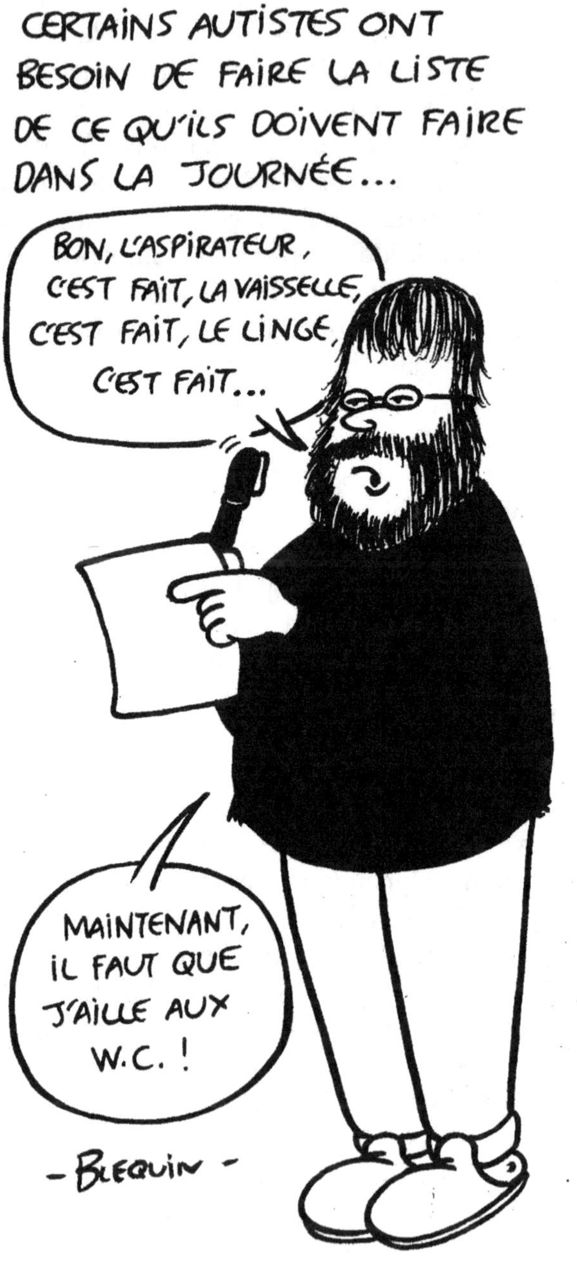
CERTAINS AUTISTES ONT BESOIN DE FAIRE LA LISTE DE CE QU'ILS DOIVENT FAIRE DANS LA JOURNÉE...
BON, L'ASPIRATEUR, C'EST FAIT, LA VAISSELLE, C'EST FAIT, LE LINGE, C'EST FAIT...
MAINTENANT, IL FAUT QUE J'AILLE AUX W.C. !
- BLEQUIN -

Chapitre 8

De la surévaluation de l'esthétique

Si la lecture compte peu en Normalaisie, en revanche, l'esthétique y a beaucoup d'importance, le plus souvent au détriment de toute considération pratique.

J'en ai pris conscience au collège : quand j'y revenais après m'être fait couper les cheveux par la coiffeuse chez laquelle ma mère me traînait, mes « camarades » ne disaient jamais que je m'étais fait couper les cheveux mais toujours que j'avais « changé de coiffure ». J'avoue qu'encore aujourd'hui, la notion de coiffure m'échappe un peu : de mon point de vue, les cheveux se tiennent sur le crâne comme bon leur semble et je ne vois pas l'utilité de leur imposer tel ou tel ordonnancement puisque de toute façon cette belle organisation est vouée à être troublée par le moindre courant d'air ! Quoi qu'il en soit, si j'allais chez la coiffeuse durant mes vertes années c'était, d'une part, parce que ma mère insistait fortement et, d'autre part, je l'avoue, parce que je n'aimais pas passer trop de temps à me laver les cheveux – mon rapport à l'hygiène a heureusement évolué, ce qui me permet aujourd'hui de porter les cheveux longs. Toujours est-il que si je revenais au collège avec des cheveux courts, c'était donc pour des raisons bassement pratiques, et je ne comprenais même pas pourquoi les autres élèves faisaient entrer des considérations esthétiques dans cette affaire !

Pour les vêtements, il en allait de même : quand j'arrivais vêtu d'un pull en laine tricoté par ma grand-mère et d'un pantalon de jogging, ils se moquaient de moi et disaient que je m'habillais comme un homme préhistorique ! Quand j'essayais de leur expliquer que c'était ma mère qui choisissait mes vêtements, ils ne voulaient pas me croire : de leur côté, ils passaient tous des heures à essayer des habits de marque et à les comparer entre eux, « donc » les habits que je portais devaient forcément refléter mes goûts esthétiques. En fait, des goûts esthétiques en matière vestimentaire, je n'en avais pas du tout à l'époque ; mes habits ne reflétaient rien si ce n'est mon horreur des magasins de vêtements, ma mère devait toujours me forcer pour que je fasse des essais et, à son grand désespoir, je ne faisais aucun commentaire, je la laissais choisir pour moi afin d'en finir au plus vite. Heureusement, ma mère avait depuis longtemps compris que je ne pouvais pas porter n'importe quoi, qu'il me fallait des vêtements doux et un peu larges afin que je ne me sente pas oppressé et que je me sente libre de mes mouvements ; là encore, seules les considérations pratiques comptaient pour moi, je ne voyais pas l'utilité de rendre le choix des vêtements plus difficile en y faisant intervenir un quelconque jugement esthétique. Mais pour les Normalais, c'est tout le contraire : de toute évidence, leurs vêtements leur servent à se faire bien voir plutôt qu'à être à l'aise ! Il suffit de voir ces jeunes qui étouffent dans des pantalons « slim » ou encore tous ces gens qui portent des cravates comme s'ils tenaient absolument à s'entraîner en vue du jour où ils se feront lyncher ! Et que dire des chaussures ! En principe, elles sont faites pour marcher sans se faire mal aux pieds, mais la plupart des modèles sur le marché sont absolument inconfortables, les fabricants privilégiant l'esthétique au détriment du bien-être de l'acquéreur : comment expliquer autrement que nous soyons tous si soulagés d'enlever nos chaussures après une journée de travail ? Comme si leur vie n'était pas déjà assez pénible, les Normalais y ajoutent une torture supplémentaire en enserrant leurs pieds dans des étaux de cuir ! La palme de l'absurdité revient aux chaussures pour dames à hauts talons qui ne sont bonnes qu'à donner des varices et à faire un bruit horripilant sur le parquet des bibliothèques !

Les Normalais, en privilégiant l'esthétique au détriment du pratique, se compliquent donc inutilement la vie : ce n'est cependant pas nouveau, Platon l'avait même déjà remarqué au Ve siècle avant notre ère dans la *République* : dans le livre II de ce grand dialogue, Socrate admet, pour contenter son interlocuteur, qu'il arrive un jour, dans l'histoire d'une cité, où l'on ne met plus les maisons, les chaussures et les vêtements au rang du nécessaire :

> « Cela en effet, à ce qu'il semble, ne suffira pas à certains, pas plus que le régime lui-même, alors seront ajoutés des lits, des tables et toutes sortes de meubles, puis des plats cuisinés, des parfums, des essences à brûler, des courtisanes, des friandises, chaque chose sous toutes les formes possibles. Ce dont j'ai parlé premièrement, les maisons, les vêtements et les chaussures, on ne le mettra plus au rang du nécessaire, mais on emploiera la peinture et les combinaisons de couleurs, on acquerra de l'or, de l'ivoire et toutes ces sortes de matières. N'est-ce pas ? »[1]

Il ne veut évidemment pas dire que ces biens deviennent alors inutiles mais que leur aspect utilitaire passe au second rang des préoccupations au profit de leur aspect esthétique, qu'on les emploie d'abord dans l'idée de se faire bien voir d'autrui plutôt que dans l'optique de sa conservation, par exemple en enfilant des chaussures conçues dans un but purement esthétique, à tel point qu'elles ne facilitent plus la marche, ou, pour reprendre un slogan publicitaire, en achetant des lunettes non pas pour corriger ses défauts de vision mais pour « habiller son regard », ce qui permet aux opticiens de vendre à des prix prohibitifs ce qui devrait être un produit de nécessité – car privilégier l'esthétique au détriment du pratique n'aboutit

[1] Plat. *République II* [373a] Traduit du grec ancien par l'auteur.

qu'à favoriser des intérêts capitalistes, ce qui suffit à montrer à quel point l'obsession du paraître est néfaste.

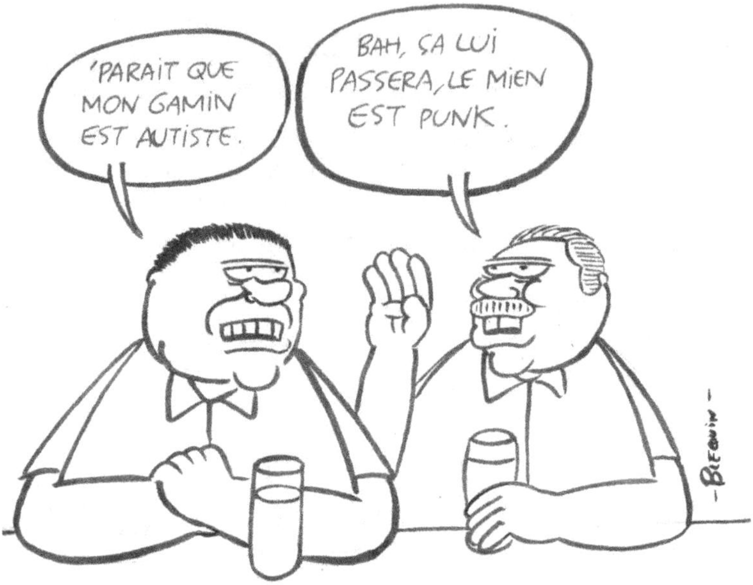
'PARAIT QUE MON GAMIN EST AUTISTE.
BAH, ÇA LUI PASSERA, LE MIEN EST PUNK.
- BIEQUIN -

Chapitre 9

Du « deuxième degré »

Mais il n'y avait pas que mon apparence qui inspirait des railleries à mes camarades : comme je le disais, à peu près tous les prétextes leur étaient bons pour se moquer de moi. Qu'ils trouvent une goutte d'eau sur mon pantalon, et ils m'accusaient de m'être uriné dessus ! Que je me déplace jusqu'au tableau, et j'avais droit à une semaine de commentaires sur ma démarche en canard ! Que je m'asseye par terre pour patienter entre deux cours, et j'avais droit à des coups de pied et des jets de cailloux, assortis d'injures telles que « clochard » ou « gros dégueulasse » ! Et si j'avais le malheur de protester contre ces agressions, ils me servaient toujours la même défense : « Ouah, mais c'est de l'humour ! Tu prends tout au premier degré ! »

Le « deuxième degré » : tel était le paravent privilégié de ceux qui me traitaient plus bas que terre au quotidien. À les entendre, si j'étais si malheureux, ce n'était pas parce qu'ils étaient agressifs à mon égard, c'était parce que j'étais incapable de saisir les finesses de leur humour, point de vue d'ailleurs partagé par la CPE de mon collège qui me rabâchait que c'était à moi de faire des efforts pour « m'intégrer ». En fait, je ne sais pas pourquoi j'en parle au passé puisqu'encore aujourd'hui, on me reproche à peu près tous les jours de « prendre tout au premier degré » ! Voici donc une autre caractéristique des habitants de Normalaisie : ils se compliquent la vie avec le second degré.

Comme s'il n'était pas déjà assez difficile de faire comprendre à autrui ce que l'on pense, voilà qu'ils rendent la chose encore plus ardue en recourant au « second degré » et il faut se débrouiller avec ça. J'en ai pris conscience très tôt : quand j'étais petit, mes parents me reprochaient parfois de ne pas répondre aux questions qu'on me posait, mais s'ils me grondaient sur l'air de « combien de fois je t'ai dit de ne pas faire ci ou ça », on me reprochait de répondre à la question : un coup, c'était blanc, un coup, c'était noir, je ne savais jamais sur quel pied danser, les mots n'avaient jamais le même sens, comment pouvais-je savoir à quel saint me vouer dans un tel labyrinthe sémantique ?

Plus récemment, une fois, j'ai eu un mot malheureux devant quelqu'un. Je m'en suis excusé aussitôt, et il m'a répondu : « Ah non, après ça, je te parle plus ! » Cette parole, quand même assez dure, m'a blessé ; voyant mon désarroi, mon interlocuteur m'a dit : « Mais je plaisantais, voyons ! Tu n'as pas vu la tête que j'avais en disant ça ? » Et bien non, je ne l'avais pas vue ! Certes, je l'avais devant moi, j'ai vu qu'il souriait, mais je n'en ai pas tiré de conclusions : pour moi, l'expression du visage ne signifie rien ! Je suis incapable de savoir si la personne qui me fait face me regarde avec bienveillance ou avec méchanceté, je suis obligé de me raccrocher aux paroles qu'il prononce ! Par conséquent, quand quelqu'un me dit quelque chose qu'il ne pense pas vraiment, je suis incapable de le deviner, et face à un interlocuteur qui décide brusquement de parler « au second degré », je suis perdu.

Autre exemple : si quelqu'un qui me connait me dit des choses comme « fais pas ton autiste » ou « ce type a une gueule de premier de la classe », je monte aussitôt sur mes grands chevaux, pour la bonne raison que je suis incapable de voir qu'il plaisante. Bien sûr, ça me met parfois dans des situations embarrassantes, mais pourquoi se compliquer la vie, aussi ? Pourquoi ne pas simplement dire ce qu'on pense vraiment et appeler les choses par leur nom ? Cela me rappelle, toutes proportions gardées, Albert

Camus qui, en ouverture de ses *Réflexions sur la guillotine*, dénonçait les formulations euphémiques par lesquelles étaient désignées les exécutions capitales dans la presse et qui trahissaient, selon lui, le refus de la société de se confronter à la réalité concrète de la peine de mort :

> « Nous lisons ainsi, à l'heure du petit déjeuner, dans un coin du journal, que le condamné "a payé sa dette à la société", ou qu'il a "expié" ou que "à cinq heures, justice était faite". (...) Nous étouffons sous des paroles feutrées un supplice dont on ne saurait affirmer la légitimité avant de l'avoir examinée dans sa réalité. »[1]

L'usage du second degré est donc loin d'être innocent : il détourne le langage de la fonction révélatrice qui devrait être la sienne et rend le monde un peu plus opaque, le plus souvent avec des motivations douteuses. D'ailleurs, les Normalais persistent à invoquer le second degré à tout bout de champ, de préférence quand ils tiennent des propos destinés à stigmatiser les Noirs, les Arabes, les femmes, les handicapés, les homosexuels... Bref, tous les gens « différents ». Le brouillage des pistes que permet l'usage abusif du second degré n'est pas donc seulement déroutant : il est aussi dangereux.

---

[1] Albert Camus, *Réflexions sur la guillotine*, Calmann-Lévy, Paris, 1957, *in Essais*, Gallimard, Bibliothèque de la Pléiade, Paris, 1965, pp. 1022-1023.

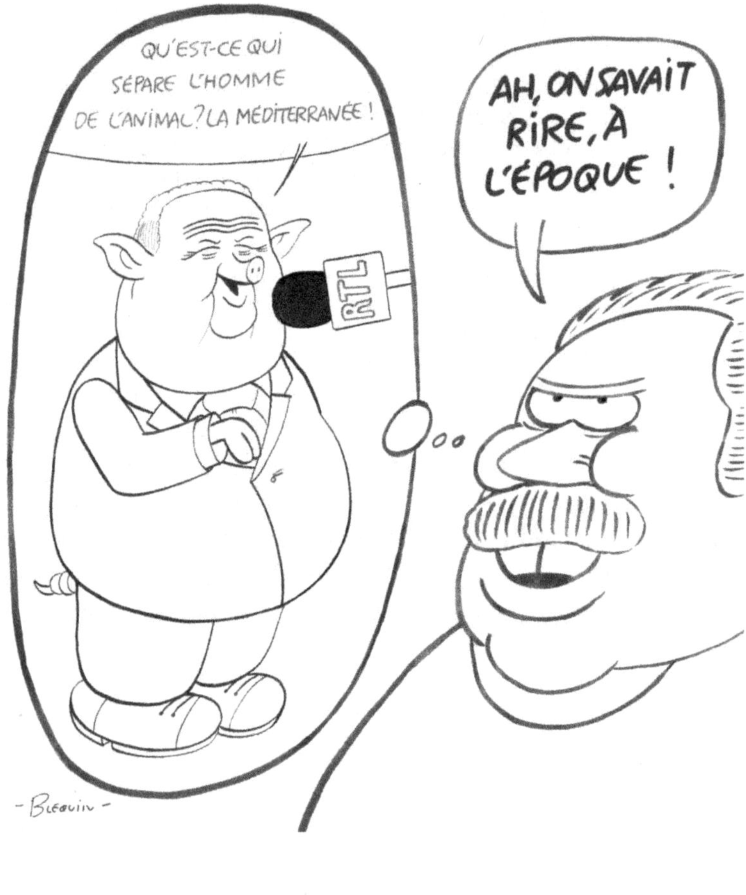
QU'EST-CE QUI SÉPARE L'HOMME DE L'ANIMAL ? LA MÉDITERRANÉE !
RTL
AH, ON SAVAIT RIRE, À L'ÉPOQUE !
- BLEQUIN -

Chapitre 10

De l'importance démesurée accordée aux gestes et regards

Mais si les Normalais ont si peu de difficultés avec le second degré, c'est peut-être aussi parce que, de toute façon, ils n'écoutent pas ce que leur disent leurs interlocuteurs.

J'ai mis longtemps à comprendre pourquoi on me reprochait de ne pas regarder les gens qui me parlaient, alors même que les écoutais attentivement : d'ailleurs, comme j'entends mal dans le bruit, j'ai souvent besoin de tourner la tête pour approcher l'oreille, ce qui, *de facto*, ne me permet plus de regarder la personne qui me parle mais m'aide à mieux l'entendre. Or, beaucoup de gens le prennent très mal : tout porte donc à croire que les Normalais écoutent avec les yeux !

Plus sérieusement, ils ne prêtent pas attention au sens des paroles qu'ils entendent et ne se fient qu'aux gestes et aux regards des personnes qu'ils ont devant eux. Je ne compte plus le nombre de fois où j'ai essayé d'expliquer quelque chose à une personne qui finissait par me couper en me disant « ne me regarde pas comme ça » ou « ne sois pas agressif » alors que je n'avais pas du tout l'impression de la regarder d'une façon particulière ni même d'avoir une gestuelle spécialement déplacée. Pour les Normalais, le sens des mots est donc secondaire au profit des gestes et des regards – ce qui expliquerait, au passage, pourquoi la lecture est elle aussi tenue pour quantité négligeable.

Là encore, c'est facile à prouver : quand un recruteur normalais fait passer un entretien d'embauche, il n'engage jamais le candidat le plus compétent et le plus qualifié mais toujours celui qui aura mieux joué la comédie devant lui. Et quand les Normalais élisent leurs chefs, ils ne prêtent pas la moindre attention aux programmes des candidats et votent systématiquement pour ceux qui passent le mieux à la télévision. Osons le dire : les Normalais accordent à la vue une importance démesurée, comme si l'impression visuelle disait tout, au détriment du sens des paroles et même de toute autre information sensorielle. Ceci explique, entre autres, que tant de musiciens construisent leurs carrières sur leur apparence plutôt que sur la qualité intrinsèque de leur musique. Ne citons que Johnny Hallyday qui, certes, savait « donner du spectacle » mais qui, pour moi, a toujours chanté comme un goret et pensé comme un CRS. Et comment expliquer également que tant de cuisiniers passent des heures à soigner l'apparence de leurs plats alors qu'on se régale tout autant avec des mets présentés très simplement ? Personnellement, je n'échangerais pas le boudin-purée de ma mère contre toutes les assiettes chichiteuses qu'on voit défiler dans les émissions culinaires de la sixième chaîne ! Je ne dis pas que la vue n'est pas un sens important, c'est même celui par lequel nous avons notre premier contact avec la réalité : mais les Normalais lui accordent un tel primat qu'ils font fi du sens des mots et de ce que peuvent leur apporter les autres sens. De ce fait, ils se privent aussi de beaucoup d'informations qui pourraient leur rendre la vie meilleure, ce qui, il est vrai, s'accommode avec leur complaisance envers le manque d'inventivité de leur société.

Chapitre 11

De la comédie de l'*open space*

Il vient d'être fait allusion à la comédie des entretiens d'embauche et au fait que les employés sont recrutés davantage sur la base du numéro qu'ils ont su jouer devant le recruteur plutôt que sur leurs compétences réelles. On pourrait penser que cela est gênant pour l'économie normalaise. Et bien pas du tout !

Pourquoi ? C'est simple : rappelez-vous le confinement qui avait été instauré en France de mars à mai 2020 pour faire face à la saturation des hôpitaux due à la pandémie de Covid-19. Pendant cette période pour le moins particulière, la « machine » n'a pas arrêté de tourner. N'en déplaise à ceux qui avaient fait des stocks de papier toilette dès l'annonce des restrictions, les industries n'ont pas cessé de produire, les gens n'ont manqué d'aucun produit de première nécessité. Comment était-ce possible ? Tout simplement parce qu'aujourd'hui, le « vrai » travail, celui qui produit des marchandises, qui permet de commercialiser des biens ou des services et qui rapporte de l'argent aux entreprises, ce ne sont pas les employés des *open spaces* qui le font ! Le vrai travail est exécuté par de pauvres diables sous-payés, qui vivent dans la précarité, errent de stages en CDD et ne pouvaient pas travailler à distance, la nature même de leurs emplois leur imposant d'être physiquement présents. Un exemple concret : pendant ces deux mois de *black-out*, le personnel chargé de nettoyer les parties communes de mon immeuble faisait son travail chaque lundi matin comme si de rien n'était ! J'ai déduit de cette expérience que les employés qui s'agitent dans les *open spaces* ne font rien de concret : ils sont mieux payés que ceux qui travaillent vraiment, mais ils sont moins utiles – Corinne Maier a déjà constaté en son temps l'existence de ce « marché du travail double »[1] :

> « D'un côté une main-d'œuvre stable, qualifiée, bénéficiant d'un niveau de salaire assez élevé, d'une relative sécurité de l'emploi (...). De l'autre les précaires, les vacataires, les contractuels, qui constituent une main-d'œuvre (...) sous-payée, faiblement protégée. (...) Officiellement, ils effectuent les services annexes, en fait, ils abattent bien souvent tout le travail que la première catégorie, celle des nantis, ne veut pas faire. »[2]

D'où cette conclusion : en Normalaisie, plus un travail est utile, moins il est payé ! La vie idéale pour un Normalais consiste à être payé assez cher pour pouvoir se permettre de passer ses journées à faire semblant de bosser. D'ailleurs, ils s'y entraînent très tôt : au collège, quand il y avait tellement de bavardages que je n'arrivais plus à suivre le cours et que je réclamais le silence d'une manière qui laissait comprendre que les limites de ma patience avaient été dépassées, il n'était pas rare qu'on me réplique : « Mais Benoît, c'est toi qui fais le plus de bruit ! » C'était vrai, mais c'était logique : il y avait tellement de bruit que la seule façon pour moi de faire entendre mon mécontentement était de crier plus fort ! Mais j'avais rarement le loisir de formuler cette objection frappée au coin du bon sens puisqu'en général, mes camarades ajoutaient aussitôt après : « Tu nous empêches de travailler » ! Là, je tombais carrément des nues ! Ils n'arrêtaient pas de papoter, ils n'en fichaient pas une, ils ne participaient au cours qu'en bavardant et ils disaient que s'ils n'arrivaient pas à travailler, c'était de ma faute parce que je protestais contre cet état de fait ! J'avais l'impression de nager en plein délire, mais quand, bien

---

[1] Corinne Maier, *Bonjour paresse*, Gallimard, Folio Documents, Paris, 2005, p. 47.
[2] *Op.cit.*, pp. 47-48.

plus tard, j'ai compris que pour les Normalais, l'aboutissement d'une vie n'était pas d'être utile à la société mais au contraire de passer la journée à faire semblant de travailler, j'ai enfin compris que mes camarades ne faisaient que se préparer à leur vie d'adulte. D'ailleurs, je me souviens très bien avoir entendu l'un d'eux, quand on l'a interrogé sur son projet professionnel, répondre sans détours qu'il voulait faire des études de management pour gagner un maximum d'argent avec un minimum d'efforts…

En fait, les Normalais sont persuadés d'avoir atteint un degré de civilisation si élevé qu'ils jugent indignes d'eux les tâches indispensables à la vie et au bien-être quotidien : celui qui en est encore à se salir les mains est plus ou moins considéré comme demeurant du côté de l'animalité. Et quand on met ce mépris du travail vital en balance avec le mépris de l'écriture dont fait montre également la société normalaise, on se dit qu'elle a une vision très partiale de l'évolution : se libérer du travail manuel serait un progrès et acquérir l'écriture n'en serait pas un ! Ils n'en sont pas à une incohérence près, convenons-en.

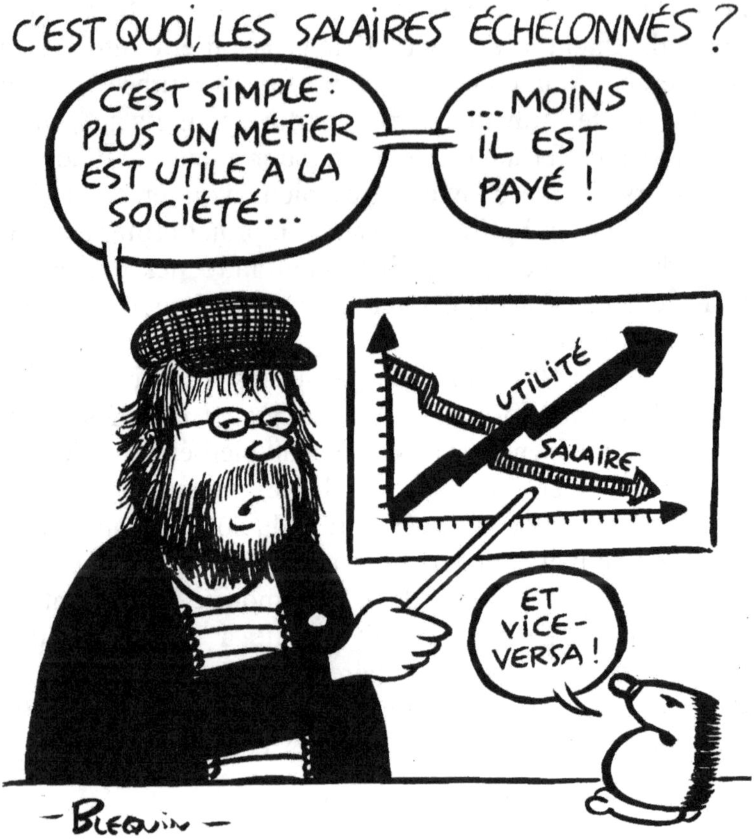
C'EST QUOI, LES SALAIRES ÉCHELONNÉS ?
C'EST SIMPLE : PLUS UN MÉTIER EST UTILE A LA SOCIÉTÉ...
...MOINS IL EST PAYÉ !
UTILITÉ
SALAIRE
ET VICE-VERSA !
- BLEQUIN -

Chapitre 12

Du changement de routine comme fuite en avant

Ce rapport au travail explique sans doute aussi le rapport des Normalais à la routine : en effet, j'ai vite remarqué qu'ils avaient l'incompréhensible manie de vouloir changer de routine alors que celle-ci avait à peine eu le temps de s'installer.

Ainsi, au collège, on nous fournissait au début de l'année un emploi du temps structuré et quadrillé qui indiquait clairement à quel endroit et à quelle heure avait lieu tel ou tel cours, mais il ne se passait pas une semaine sans que tout soit remis en question pour une raison x ou y : qu'un cours saute parce que le professeur était malade, je pouvais l'admettre, mais il fallait toujours qu'un de ses collègues mette à profit la tranche horaire ainsi libérée pour déplacer son propre cours ou en rattraper un autre qu'il n'avait pu donner auparavant... Et tous ces changements étaient souvent annoncés au dernier moment, sans que j'aie eu le temps de m'y préparer mentalement ni même de pouvoir y faire face matériellement, de sorte que je risquais souvent de me tromper de salle ou d'arriver en retard, ce qui m'angoissait au plus haut point !

C'était d'autant plus perturbant que, même hors de l'établissement scolaire, je devais faire face à des changements de routine incessants : ma mère croyait me faire plaisir en me préparant sans m'en avertir des repas auxquels je n'étais pas accoutumé et elle aimait tellement le changement qu'à la maison, on n'arrêtait pas de changer la disposition des meubles « pour changer un peu » comme elle le disait. Il y avait même au moins un chantier par an pour changer la décoration, et j'étais tenu, sous peine d'enguirlande, de m'extasier devant ce qui n'était pour moi qu'une gêne inutile car je ne voyais pas l'intérêt de vouloir habiter à tout prix dans un bel endroit – je pressentais peut-être que j'avais la chance d'avoir un toit au-dessus de la tête et que je n'avais pas à en demander davantage.

Par la suite, j'ai eu plus d'une fois la confirmation de cette incapacité des Normalais à se contenter de leur routine. Par exemple, quand j'étais étudiant et que j'avais besoin de faire des photocopies, la faculté mettait à notre disposition un système de cartes simple et efficace qui permettait à n'importe qui de photocopier autant de documents qu'il le souhaitait ; or ce système a été balayé au profit d'un autre auquel je n'ai jamais rien compris et qui imposait de taper des codes inhumains sur des ordinateurs, auxquels il fallait se connecter en tapant d'autres codes inhumains… Car oui, la manie de changer de routine est souvent motivée par la volonté d'imposer l'utilisation d'appareils électroniques : peu importe si c'est plus lourd, plus long et plus compliqué du moment que ça fasse intervenir au moins un appareil qui donne l'illusion de la modernité ! Je ne serais pas étonné qu'un jour, certains services indispensables deviennent purement et simplement inaccessibles à ceux qui, comme moi, ne possèdent pas (et ne veulent pas posséder) de smartphone – de ce point de vue, je suis un démenti vivant à la caricature de l'autiste Asperger expert en informatique et dépendant à la technologie.

Autre exemple : les autorités normalaises ont l'étrange et horripilante habitude de modifier le tracé des lignes des transports en commun d'une année sur l'autre. Ainsi, en juin 2021, pour assister aux cours publics des Beaux-arts de Brest auxquels je suis inscrit, je n'avais qu'à monter dans un bus, puis dix minutes plus tard, je descendais à un arrêt et je n'avais plus qu'une ligne droite à parcourir pour accéder à l'école. Et bien devinez quoi ? À la rentrée, le tracé de cette ligne, qui n'avait que huit mois d'existence, a été modifié, et l'arrêt auquel je descendais n'était plus desservi ! Aujourd'hui, la ligne est tracée d'une telle façon que pour aller au cours, j'ai plus vite fait d'y aller à pied, ce qui représente quand même trois quarts d'heure de marche ! Qu'on supprime précisément « mon » arrêt, voilà qui aurait pu me rendre paranoïaque : j'ai préféré me borner à me dire que, dès que quelque chose nous facilite la vie, les autorités s'empressent de nous le supprimer ! Et tant pis pour ceux qui ont besoin de temps pour pouvoir s'adapter à une nouvelle routine, comme les personnes âgées, ils n'ont qu'à rester au bord du chemin ! Les changements incessants de routine constituent donc un instrument d'exclusion des plus odieux qui permet de mettre au ban de la société les gens qui ne peuvent pas s'adapter facilement, ce qui en dit long sur l'humanisme d'une société.

Ce rapport à la routine entre-t-il en contradiction avec ce qui a été dit antérieurement de leur complaisance dans l'inertie ? Il est plus probable que ces changements de routine incessants participent d'une stratégie de fuite en avant par laquelle la société normalaise se donne l'illusion du mouvement tout en censurant par avance toute possibilité de changement fondamental : en changeant sans cesse de routine, on se prive de la base stable qui permet à la créativité d'émerger ; quand on est obligé de s'adapter sans arrêt à des changements de décor et d'horaire, on n'a plus le temps de se poser des questions sur sa façon de vivre. Donc, les changements de routine, loin d'entrer en contradiction avec la complaisance dans l'inertie, ne font que la favoriser : ces changements de surface empoisonnent la vie des personnes qui ne peuvent pas s'adapter rapidement mais permettent à une société satisfaite de son immobilisme de remettre toujours à plus tard les changements fondamentaux dont elle aurait besoin.

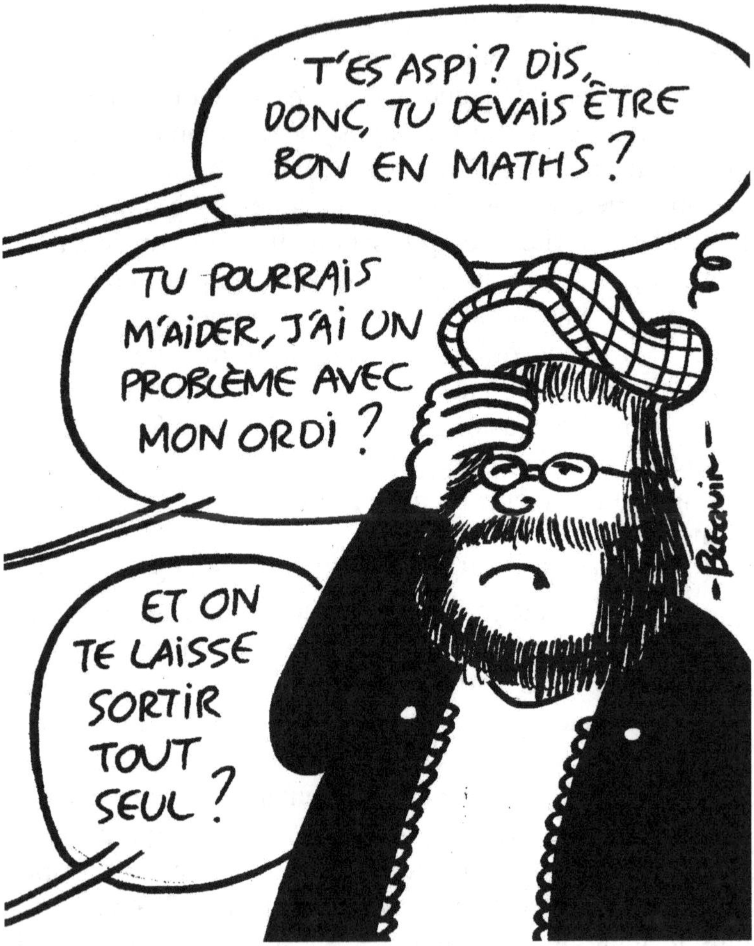
T'ES ASPI ? DIS, DONC, TU DEVAIS ÊTRE BON EN MATHS ?
TU POURRAIS M'AIDER, J'AI UN PROBLÈME AVEC MON ORDI ?
ET ON TE LAISSE SORTIR TOUT SEUL ?

Chapitre 13

Du rapport aux horaires

Le rapport des Normalais à la routine explique sans doute aussi leur gestion exécrable de leur emploi du temps : au lieu d'accomplir leurs tâches et d'honorer leurs rendez-vous en temps et en heure, ils semblent faire fi des horaires et n'ont aucun scrupule à faire attendre leurs semblables dans des proportions déraisonnables.

Ainsi, mes activités artistiques et journalistiques m'amènent régulièrement à fixer rendez-vous à diverses personnes en ville, et deux fois sur trois, mon correspondant arrive avec au moins un quart d'heure de retard ! On m'opposera qu'un quart d'heure d'attente, ce n'est pas grand-chose : certes, mais quand on prend la peine d'arriver avec une certaine avance par respect élémentaire de la personne qu'on a sollicitée, ça compte double ! Et s'il n'y avait que ça : à moins de faire partie des pauvres diables vivant dans la précarité dont il a été question précédemment, à peu près tous les Normalais commencent leur journée de travail en papotant autour de la machine à café, laissent le temps passer, et après, s'étonnent que la matinée soit déjà si entamée ! De même, quand ils sont invités chez des amis, ils mettent un temps fou à se dire au revoir : bien sûr, il n'est jamais agréable de quitter les gens qu'on apprécie, mais il est tout de même étonnant qu'ils laissent écouler une heure entre l'annonce de leur départ et leur départ effectif, parfois au risque de faire attendre un autre être cher qui les attend ! Et je pourrais multiplier indéfiniment les exemples de situations où les Normalais, au lieu de se mettre au travail une fois pour toutes ou de lever leurs fesses en vue d'une sortie prévue, planifiée, organisée, perdent un temps fou à des activités aussi enrichissantes que faire un jeu en ligne, publier un commentaire sur Facebook ou se gratter l'entrejambe ! Ils gaspillent leurs heures, qui leur sont comptées comme à tout un chacun, et après, ils se plaignent de ne jamais avoir de temps pour leurs projets !

Bah, dira-t-on, ça ne porte pas vraiment à conséquence ! Erreur ! Si les responsables qui étaient censés donner un avenir aux jeunes des banlieues dites « difficiles » avaient fait leur boulot au lieu de laisser pourrir la situation en se disant « Boh, on est pas à cinq minutes près, on a bien le temps de boire un café », ils auraient pu ôter à certains desdits jeunes l'envie de se jeter dans les bras des djihadistes, et quelques projets d'attentats auraient été étouffés dans l'œuf, faute d'exécuteurs. Si les autorités, dans les années 1980, avaient tout de suite pris les précautions qui s'imposaient, face à cet étrange « cancer » qui ravageait alors la population homosexuelle, au lieu de remettre le travail au lendemain en grommelant « Boh, je vais pas rater *Tourner manège* pour une maladie qui tue surtout les drogués et les pédés », peut-être le VIH ne serait-il déjà plus qu'un mauvais souvenir ! Et si les décideurs qui organisent depuis des années des sommets de la « dernière chance » contre le réchauffement climatique avaient vraiment pris leurs responsabilités au lieu de traîner devant un écran sur l'air de « Ah, voilà un jeu que je ne connaissais pas, je le teste et puis je m'y mets », on n'en serait peut-être pas déjà à compter les jours qui nous séparent de l'apocalypse…

Vous l'avez compris : la légèreté avec laquelle les Normalais appréhendent les horaires n'est pas seulement horripilante pour les gens qui s'efforcent d'être ponctuels, elle peut aussi être très dangereuse pour eux. Mais si vous essayez de le leur faire comprendre, vous serez traité de rabat-joie ou de psychorigide, je peux en témoigner !

Chapitre 14

De la station debout

À ce stade de ma présentation, on pensera peut-être que j'ai tendance à porter sur les Normalais un regard similaire à celui que les Européens portaient jadis sur les peuples qu'ils colonisaient. Que l'on se rassure, je ne les considère pas comme une race inférieure ni comme des sauvages à asservir : ils ont des qualités que je ne possède pas. Si je ne devais en citer qu'une, ce serait celle-là : ils peuvent rester debout immobiles pendant des heures, ce dont je suis absolument incapable – c'est d'ailleurs pour cette raison que je m'asseyais par terre quand j'étais collégien, ce qui me valait les quolibets et les gestes agressifs évoqués plus haut. Quand je suis entré au lycée, la première chose qui m'a frappé était justement le fait que beaucoup d'élèves s'asseyaient en rond par terre dans la cour, sans que personne ne trouve rien à redire, ce qui fut pour une moi une vraie libération !

Mon incapacité à rester debout immobile s'est aussi manifestée dans le bus scolaire où, faute d'une place assise, je m'asseyais à même le sol, indifférent aux reproches qu'on pouvait me faire, puis à la faculté où j'ai enfin commencé à nouer des amitiés durables mais où mes nouveaux amis m'ont tous fait remarquer que j'avais tendance à me balancer de droite à gauche comme un métronome quand je discutais avec eux en restant debout. Cela étant, j'ai beau être conscient du fait que mon balancement peut finir par fatiguer mes interlocuteurs, et malgré mon admiration pour la capacité des Normalais à rester longtemps debout sans rien faire, il y a quand même une question que je me pose : à quoi ça leur sert ?

Ça doit sûrement être très utile d'une façon ou d'une autre, puisqu'on a tellement insisté (en pure perte) pour que j'acquière moi aussi cette faculté ! Pourtant, je n'ai toujours pas vu à quoi ça peut être utile à part à faire la queue dans les administrations ou à rester au garde-à-vous quand on est dans l'armée. En tout cas, si savoir rester debout sans rien faire était vraiment une qualité, voilà qui entrerait en contradiction avec tous les discours qu'on m'a faits sur la nécessité de s'activer pour avancer dans la vie ! Mais il est vrai que j'ai aussi démontré que la société normalaise se complaisait dans son inertie et recourait aux changements de routine pour se donner l'illusion du mouvement, il ne faut donc pas s'étonner qu'elle exhorte ses membres à agir en bons petits soldats. Maintenant que j'écris ceci, j'avoue que je suis déjà moins admiratif de cette capacité à rester debout immobile et je me demande même si en me reprochant mon balancement, on ne me reprochait pas, en fait, de ne pas être assez discipliné pour être un bon petit citoyen qu'on peut faire rentrer dans les cases ou un bon petit soldat qu'on peut envoyer se faire zigouiller au champ d'honneur… Mais j'ai déjà dit tant de mal de la Normalaisie que je me garderai d'être catégorique à ce sujet.

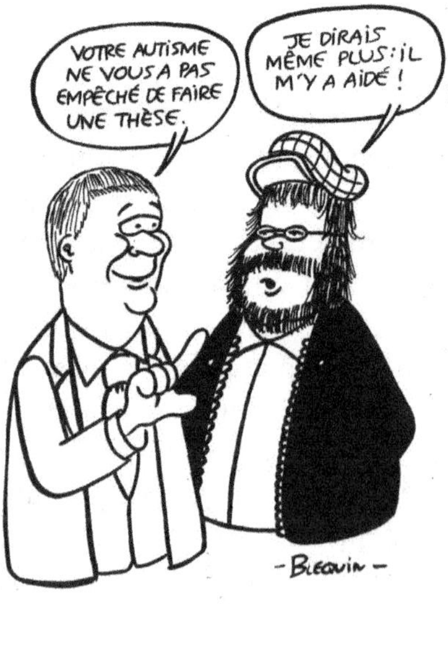
VOTRE AUTISME NE VOUS A PAS EMPÊCHÉ DE FAIRE UNE THÈSE.
JE DIRAIS MÊME PLUS : IL M'Y A AIDÉ !
- BLEQUIN -

Conclusion

Si je résume mon propos afin de brosser un tableau aussi complet que possible de la Normalaisie, je puis affirmer que ses indigènes vouent à la lumière, à la chaleur et au bruit un culte superstitieux qui les amène à rechercher *ces stimuli* à tout prix en dépit des risques pour leur santé et l'état de la planète. J'ajouterai qu'ils rejettent impitoyablement ceux qui ne partagent pas leur culte et, de façon générale, pratiquent une politique de discrimination particulièrement violente envers les individus qui ne s'adaptent pas à leur modèle de comportement, qu'il s'agisse des femmes, des étrangers, des homosexuels et, surtout, des handicapés, catégorie dans laquelle ils font rentrer tous les gens qui ne parviennent pas à s'adapter rapidement aux changements de routine ou ne savent pas rester debout immobiles – ce qui fait quand même beaucoup de personnes qui se retrouvent au ban de la société.

D'autre part, les notions d'amitié, d'amour et de sentiment leur sont étrangères, ils changent d'amis et de partenaires comme de chemise et leur première réaction face à autrui est la méfiance. De ce fait, leur vie est très ennuyeuse et ils n'arrivent à la supporter qu'en s'imposant des conditions de vie insupportables pendant des périodes plus ou moins courtes qui prennent le nom de « fêtes » ou de « vacances ». Comme ils se complaisent dans l'absence d'originalité et d'inventivité, ils donnent à leur existence un semblant de variété par d'incessants changements de routine, mais cette fuite en avant n'a d'autre effet que celui de priver leur société de tout support stable et, par là même, de toute possibilité de changement à long terme. Leur niveau de civilisation est d'ailleurs sujet à caution car ils méprisent la lecture et l'écriture mais dédaignent aussi les activités indispensables à la survie ; en revanche, ils donnent une importance démesurée au paraître, au détriment de toute considération pratique, et font face à leurs responsabilités avec une légèreté horripilante.

Pour toutes ces raisons, ils ont bâti un monde que je n'hésiterai pas ici à qualifier de pourri : la Normalaisie est un monde où règnent l'intolérance et le fanatisme, où l'originalité et la créativité sont rejetées et même sanctionnées, où l'on récompense l'esbroufe plutôt que le vrai talent, où l'on est tenu de considérer autrui, au mieux, comme un client potentiel ou, au pire, comme un concurrent à abattre, où la culture est méprisée, de même d'ailleurs que les métiers indispensables à la vie et au bien-être quotidien, et où l'environnement est sacrifié sur l'autel de plaisirs futiles. Aussi, quand j'ai été officiellement diagnostiqué autiste Asperger à 28 ans, j'ai été heureux d'apprendre que je n'étais pas un Normalais parmi les autres : le monde normalais est vraiment trop laid et la société normalaise a un sérieux malaise, je suis donc content d'être différent de ceux qui ont l'ont construite. Et puisqu'il se trouve que j'en fais quand même partie par la force des choses, je voulais vous faire bénéficier du recul dont je bénéficie à son sujet : j'espère ainsi vous avoir convaincu, pour reprendre les propos de Julie Dachez, que nous, les « aspies » avons une différence qui « ne fait pas partie du problème, mais de la solution » et peut être « un remède à notre société, malade de la normalité »[1]. Je rappelle aussi, au passage, que, lors de la campagne des élections présidentielles de 2017, l'un des candidats, dont je tairai le nom pour ne pas faire de contre-publicité à la ville de Sablé-sur-Sarthe, a osé répondre à ses détracteurs en ces termes : « Je ne suis pas autiste, j'entends » ! Cet homme a été éliminé dès le premier tour : puisse cette sanction électorale servir d'avertissement à

[1] Julie Dachez, *La différence invisible*, Delcourt, Mirages, Paris, 2016, p. 3.

quiconque serait tenté, dans quelque but que ce soit, de stigmatiser les personnes en situation de handicap et de les jeter en pâture à la vindicte populaire. Que nul n'oublie que dans l'expression « personne avec autisme », il y a le mot « personne », et qu'avant d'être des autistes, nous sommes des citoyens qui ne tolérerons plus jamais ni le mépris des piliers de bistrot ni la feinte compassion des dames patronnesses.

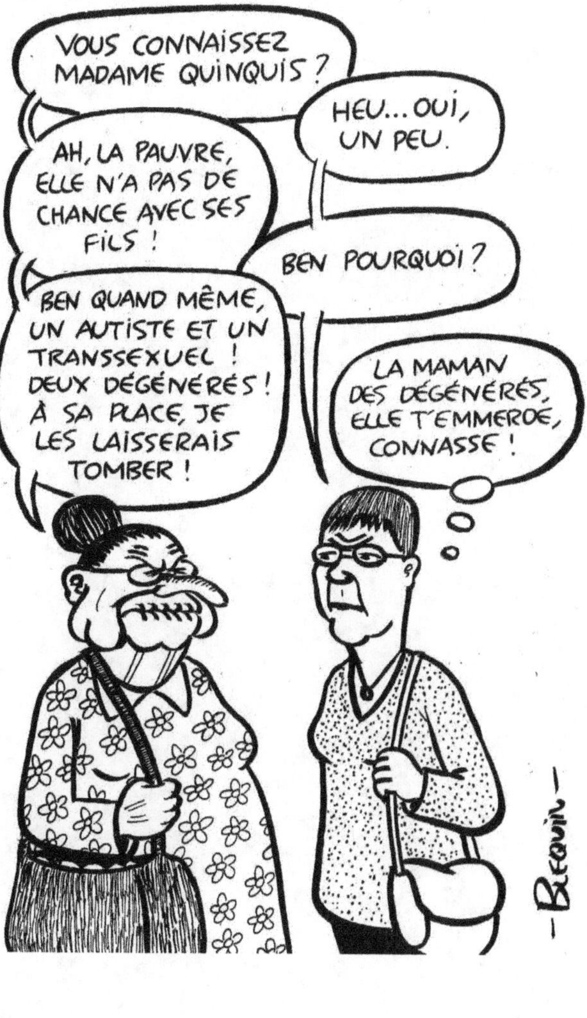
VOUS CONNAISSEZ MADAME QUINQUIS ?
HEU... OUI, UN PEU.
AH, LA PAUVRE, ELLE N'A PAS DE CHANCE AVEC SES FILS !
BEN POURQUOI ?
BEN QUAND MÊME, UN AUTISTE ET UN TRANSSEXUEL ! DEUX DÉGÉNÉRÉS ! À SA PLACE, JE LES LAISSERAIS TOMBER !
LA MAMAN DES DÉGÉNÉRÉS, ELLE T'EMMERDE, CONNASSE !
- BLEQUIN -

Dix signes infaillibles pour ne pas reconnaître un « aspie »

Introduction

Vous n'en avez rien faire de l'autisme en général et du syndrome d'Asperger en particulier ? Vous n'avez aucune envie de coller une étiquette sur les gens en décrétant qu'untel est autiste ou pas ? C'est donc à vous que s'adressent les pages qui vont suivre : vous allez y découvrir dix signes infaillibles pour *ne pas* reconnaître une personne porteuse du syndrome d'Asperger, ou « aspie » pour les intimes et les fainéants : à l'issue de votre lecture vous serez parfaitement incapable de reconnaître un aspie d'une personne sans autisme, autrement dit un neurotypique, mais vous serez tout de même plus instruit(e) puisque vous aurez découvert que les aspies n'ont pas forcément les caractéristiques qu'on leur attribue spontanément et n'en ont d'ailleurs même pas le monopole puisqu'on peut aussi trouver ces caractéristiques, sous des formes diverses, chez les neurotypiques.

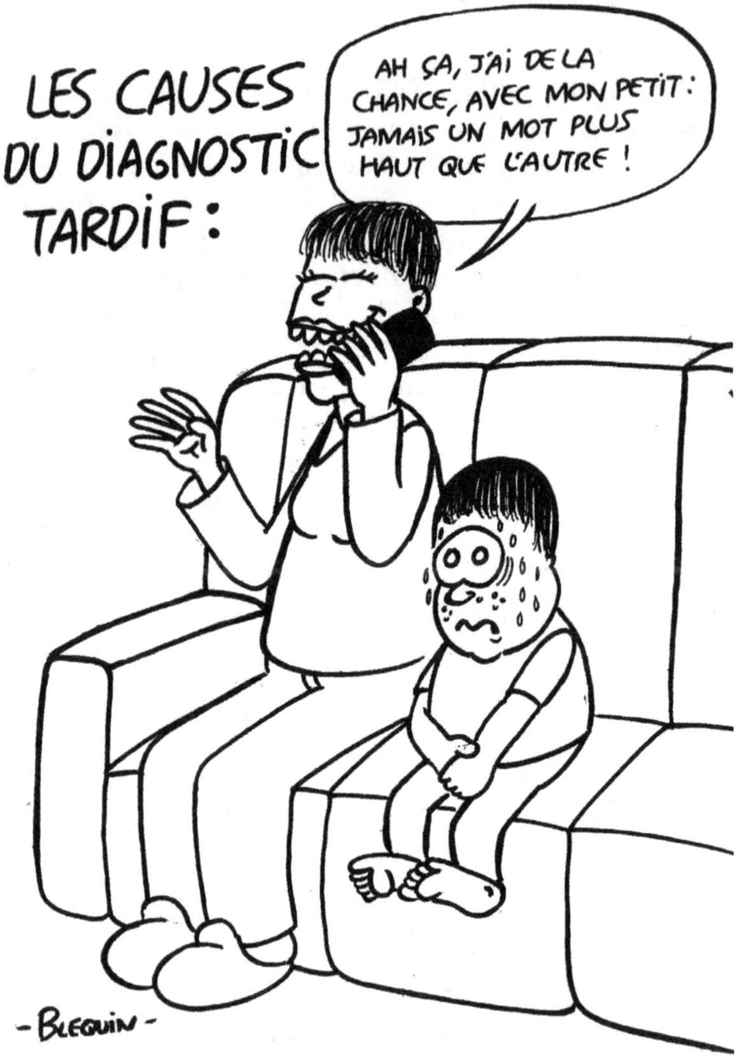
LES CAUSES DU DIAGNOSTIC TARDIF :
AH ÇA, J'AI DE LA CHANCE, AVEC MON PETIT : JAMAIS UN MOT PLUS HAUT QUE L'AUTRE !
- BLEQUIN -

1er signe

À l'école, il est brillant mais isolé

C'est aujourd'hui une chose bien acquise : les autistes ne sont pas tous des débiles mentaux et le syndrome d'Asperger ne se traduit pas par un retard intellectuel. De fait, il n'est pas tellement rare que des enfants aspies soient de brillants élèves qui restent à l'écart de leurs camarades, à tel point qu'on est passé d'une caricature à une autre : au lieu d'imaginer un jeune autiste sous les traits d'un gamin arriéré et incapable de parler, on se le représente désormais comme un génie asocial, à tel point qu'on va finir par voir des parents persuadés qu'être bon élève est déjà un symptôme d'autisme et qu'ils doivent commencer à paniquer dès que leur enfant leur ramène de bonnes notes !

C'est vrai qu'un autiste qui travaille bien à l'école, ça ne parait pas logique : quand on est handicapé, au moins, on devrait faire l'effort de ne pas être meilleur que les gens normaux, ce serait la moindre des politesses ! Et dans l'absolu, un gamin qui aime mieux lire que jouer au foot, ce n'est pas normal non plus : en France, on n'aime pas vraiment les bons élèves, on est pour ainsi dire incapable de les imaginer autrement que comme des fayots embinoclés qui, comme disait le grand Jacques Brel, « recouvrent de laine leur cœur qui est déjà froid » ; en somme, le bon élève, c'est toujours peu ou prou Agnan dans *Le Petit Nicolas*, et il est donc bien commode de dire qu'il est brillant parce qu'il est handicapé voire qu'être

« le premier de le classe et le chouchou de la maîtresse »[1] est déjà un handicap en soi.

Vous m'avez compris : n'en déplaise aux adultes qui, apparemment, ne veulent voir qu'une seule tête, un enfant est déjà un individu à part entière, et s'il est bon élève et ne s'intéresse pas aux jeux de ses camarades, c'est son droit.

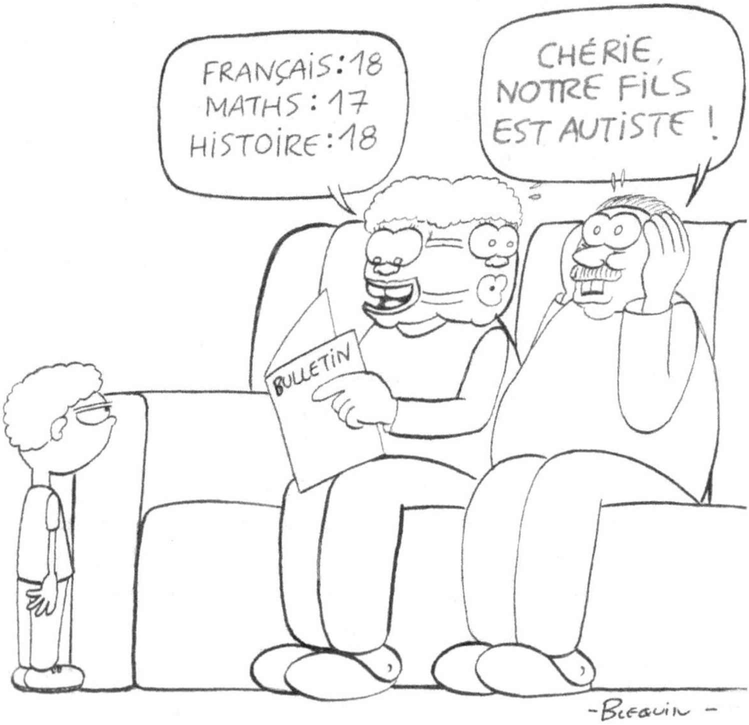
FRANÇAIS : 18
MATHS : 17
HISTOIRE : 18
CHÉRIE, NOTRE FILS EST AUTISTE !
BULLETIN
-BLEQUIN-

[1] Phrase récurrente dans la série *Le Petit Nicolas*, mise en exergue dans *La vie secrète de Goscinny*, *Lire Hors-série* n°6, Express-Expansion, Paris, 2007, p. 56.

2e signe

Il ne comprend pas le second degré

J'y ai eu droit au collège, à celle-là : mes « camarades » n'arrêtaient pas de m'insulter, de me traiter plus bas que terre, et quand je protestais, ils me disaient « Mais c'est de l'humour ! Tu prends tout au premier degré ! » Ah, ça, je me suis marré, vous ne pouvez pas imaginer ! Nora Fraisse aussi a beaucoup ri, quand sa fille s'est suicidée faute de pouvoir saisir la finesse de l'humour de ses camarades ! Vous vous doutez donc qu'avec de tels souvenirs, quand j'ai entendu les défenseurs de Dieudonné justifier les ignominies de leur idole en éructant « Mais c'est de l'humour ! Vous prenez tout au premier degré ! », je n'ai pas trouvé leur défense très satisfaisante…

De surcroît, si le fait de ne pas comprendre le second degré était l'apanage des aspies, alors il faudrait croire que les terroristes qui ont débarqué dans les locaux de *Charlie Hebdo* un certain 7 janvier étaient tous aspies ! De façon générale, quand j'entends certains de mes compatriotes parler de second degré, je me méfie : parce que si comprendre le second degré, ça consiste à rire aux plaisanteries bien grasses que les piliers de bistrot et les politiciens démagogues déversent à flots sur les femmes, les jeunes, les noirs, les arabes, les handicapés… Bref, sur tout ce qui ne ressemble pas à un mâle blanc adulte hétérosexuel, catholique et valide, alors je suis fier de ne pas comprendre ce second degré-là !

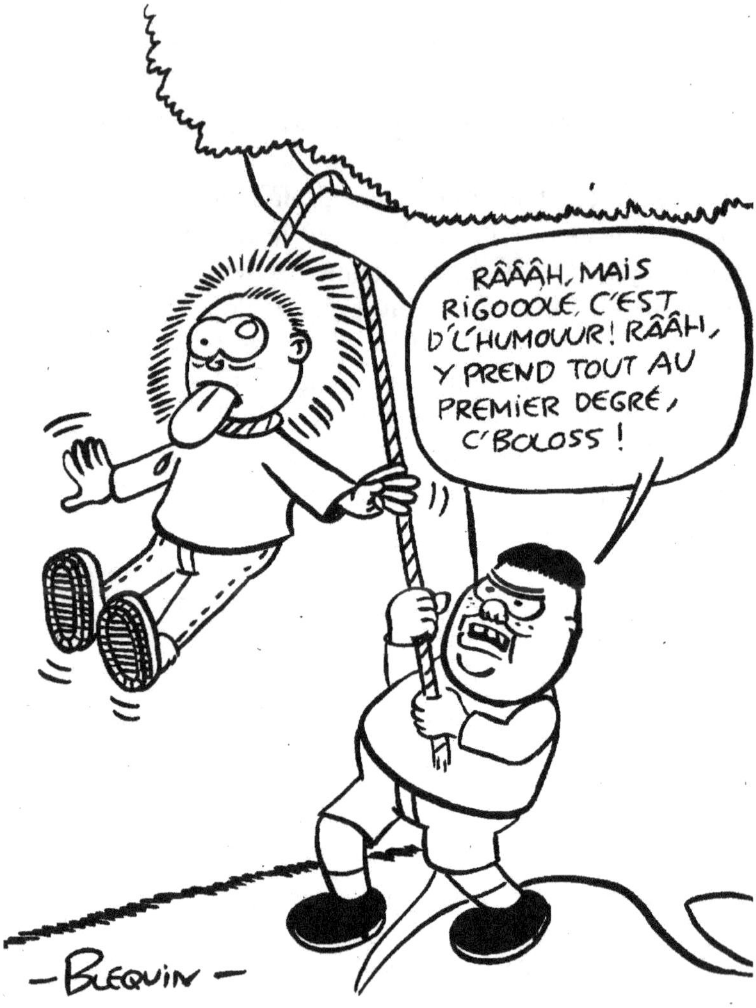
RÂÂÂH, MAIS RIGOOOLE, C'EST D'L'HUMOUUR! RÂÂH, Y PREND TOUT AU PREMIER DEGRÉ, C'BOLOSS !
BLEQUIN

3e signe

Il est incapable de se conformer aux normes sociales

En hypokhâgne, j'avais une prof d'histoire que je n'hésiterais pas ici à qualifier ici de vieille aigrie : quand elle découvrait que nous ne connaissions pas un point d'histoire qu'elle était pourtant censée nous apprendre, elle en faisait une maladie, nous traitait de noms d'oiseaux, disait que nous étions « sa croix sur cette terre »… Je repense à cette attitude bête et méchante à chaque fois qu'on reproche à un enfant de ne pas respecter un usage social qu'il serait censé déjà connaître alors même que personne ne lui en a encore parlé. Je suis désolé de le dire si naïvement, mais si on ne nous le dit pas, comment voulez-vous qu'on le sache ? Par exemple, si personne ne dit à un enfant qu'il faut s'asseoir d'une certaine façon pour ne pas être considéré comme un je-ne-sais-quoi, comment peut-il l'apprendre ? Vous partez du principe qu'il va forcément imiter les adultes ? Je tiens à vous rappeler pour mémoire que les enfants ne sont pas des singes. Hannah Arendt disait déjà dans *Condition de l'homme moderne*, que l'une des caractéristiques de l'humanité est justement le fait que chaque génération introduit dans le monde une nouveauté radicale, je veux dire une nouveauté que la génération précédente ne pouvait en aucun cas anticiper :

« La pluralité est la condition de l'action humaine, parce que nous sommes tous pareils, c'est-à-dire humains, sans que jamais personne soit identique à aucun homme ayant vécu, vivant ou encore à naître. »[1]

Beaucoup de « conflits de générations » naissent de cette réalité, mais il n'empêche qu'attendre d'une nouvelle génération qu'elle imite en tout la précédente, c'est nier le fait que tous les individus sont irrémédiablement différents.

De toute façon, étant donné que les normes sociales changent d'un pays à un autre et même d'une décennie à une autre, le plus handicapé n'est finalement pas celui qui se conforme dès son plus jeune âge à certaines normes déterminées mais bien celui qui, n'étant pas formaté par les réflexes qu'on a tenté de lui inculquer, est capable de s'adapter à tout. Comme le dit à sa façon Josef Schovanec, celui qui est autiste en France sera perçu comme un Français à l'étranger : « Si, en France, je fais une gaffe et passe alors pour quelqu'un de bizarre ou d'autiste, dans un lointain pays on ne prendra pas cette gaffe aussi mal, et on l'attribuera à mon origine étrangère. »[2]

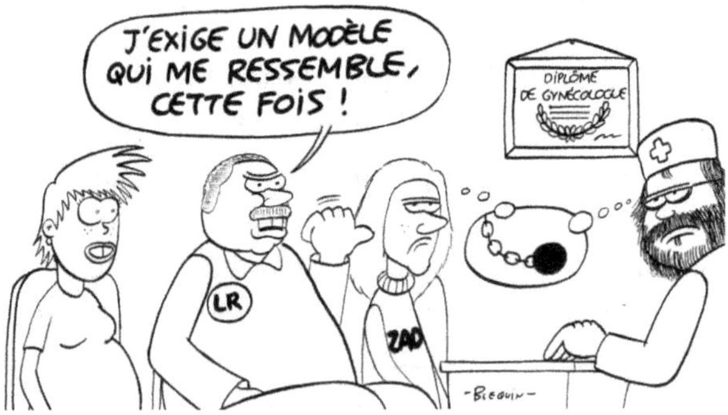
J'EXIGE UN MODÈLE QUI ME RESSEMBLE, CETTE FOIS !
DIPLÔME DE GYNÉCOLOGUE
LR
ZAD

[1] Hannah Arendt, *Condition de l'homme moderne* [1958], traduction de Georges Fradier, Agora, Calmann-Lévy, Paris, édition Pocket, 1983, pp. 42-43

[2] Josef Schovanec, *Je suis à l'Est !*, Plon, Paris, édition Pocket, 2013, pp. 113-114.

4e signe

Il ne supporte pas qu'on touche à sa routine

Ce qui vient d'être dit peut sembler paradoxal étant donné qu'on a plutôt tendance, en général, à mettre l'accent sur le manque de souplesse et d'adaptabilité qui caractériserait les aspies : ils seraient réfractaires à tout changement, ne seraient à l'aise qu'avec un emploi du temps bien déterminé et se mettraient dans tous leurs états chaque fois qu'on y apporte une modification. Je ne peux pas dire que c'est complètement faux mais, même pour un neurotypique, tous les changements imposés par une volonté étrangère à la sienne ne sont pas positifs : quand votre conjoint vous quitte pour se mettre en ménage avec quelqu'un d'autre, votre routine change inévitablement, et ça ne vous plait pas, en général ! Et dans le monde du travail, quand votre patron vous annonce que vous êtes muté à un poste situé à l'autre bout du pays, voilà un autre changement de routine qui ne vous plait pas non plus : mais je reconnais que pour ne pas se conformer à ça, il faut être un peu autiste au sens galvaudé du terme, parce qu'après tout, quand on est muté à Pétaouchnok, il suffit de prendre son jet privé et de loger dans une de ses résidences secondaires, tous les patrons vous le diront ! Tenez, j'avance une hypothèse : et si mettre en avant le manque de malléabilité des aspies, ça n'était pas justement destiné à sous-entendre qu'on est considéré comme un handicapé à partir du moment où on ne se soumet pas à la sacro-sainte flexibilité dont les défenseurs de l'économie libérale nous rebattent les oreilles ? Non, bien sûr, tout le monde sait que le capitalisme est un système honnête et transparent où ce genre de manipulation intellectuelle est impossible !

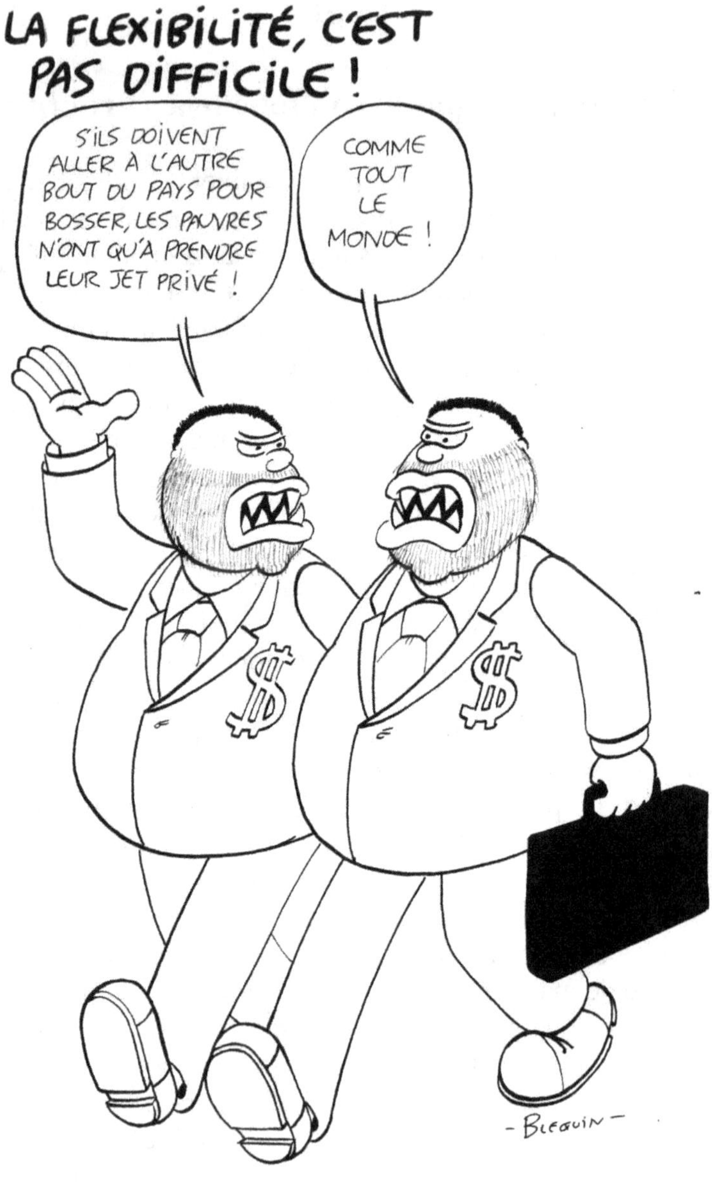
LA FLEXIBILITÉ, C'EST PAS DIFFICILE !
S'ILS DOIVENT ALLER À L'AUTRE BOUT DU PAYS POUR BOSSER, LES PAUVRES N'ONT QU'À PRENDRE LEUR JET PRIVÉ !
COMME TOUT LE MONDE !
- BLEQUIN -

5e signe

Il a des intérêts exclusifs

Un autre paradoxe, et un beau ! C'est bien connu : en France, faire plusieurs choses, développer plusieurs talents est mal vu, on part du principe que celui qui multiplie les activités est forcément mauvais dans au moins un des domaines qu'il exerce. C'est peut-être pour rassurer les médiocres qu'on maintient cette légende en dépit des contre-exemples qui affluent : Boris Vian, Roland Topor, Hubert Mounier, Philippe Geluck, Arnaud Le Gouëfflec… Toujours est-il que la règle semble être celle du spécialiste qui connait tout dans un domaine très restreint et ne saurait rien dans les autres : mais alors, puisqu'avoir un intérêt exclusif est la norme, pourquoi donc stigmatiser les aspies sous prétexte qu'ils en ont un ?

Bon, je ne dis pas, il y en a qui y mettent un peu trop de zèle, à l'image de ces enfants fascinés par un nombre déterminé ou par le mouvement de la machine à laver ; on peut aussi citer le héros du *Riquet à la houppe* d'Amélie Nothomb, ce surdoué immodérément passionné par les oiseaux, ou même Joseph Grand, le personnage de *La Peste* de Camus qui n'arrive pas à aller au-delà de la première phrase de son roman et que le narrateur n'hésite pourtant pas à qualifier comme seul véritable héros de l'histoire (de fait, il est le premier à guérir de la peste et donc à remporter une victoire décisive sur la maladie) alors même qu'il n'est qu'un « héros insignifiant et effacé qui [n'a] pour lui qu'un peu de bonté au cœur et un idéal apparemment ridicule »[1]… Mais de tels modèles sont-ils vraiment si déshonorants ?

---

[1] Albert Camus, *La Peste* in *Œuvres complètes II*, Bibliothèque de la Pléiade, Gallimard, Paris, 2006, p. 128.

De toute façon, les plus handicapés ne sont pas ceux qui ont des intérêts exclusifs mais plutôt ceux qui pourraient avoir plusieurs intérêts mais refusent de s'intéresser à ce qu'ils ne connaissent pas déjà : le manque de curiosité intellectuelle n'est pas considéré comme un handicap parce qu'on peut *a priori* en guérir, mais ceux qui en souffrent sont si satisfaits d'eux-mêmes qu'ils n'ont justement aucune envie de guérir ! Tant pis pour eux.

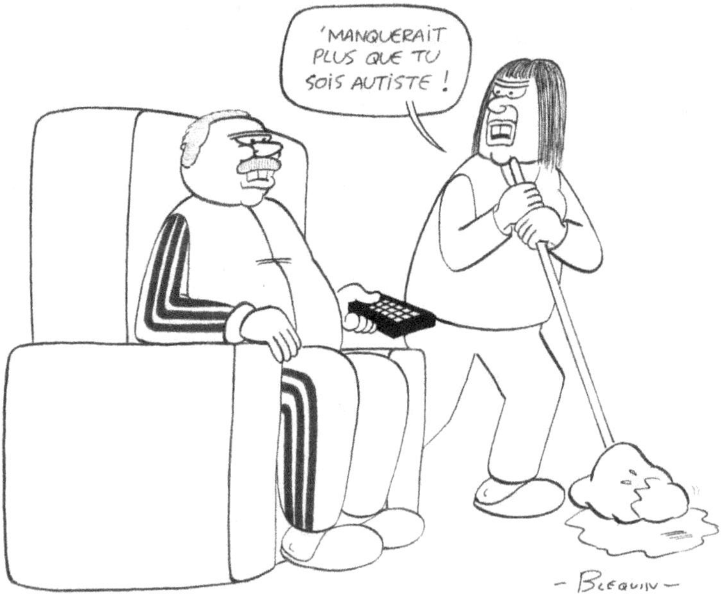

6e signe

Il ne regarde pas ceux qui lui parlent

« Regarde-moi quand je te parle ! » J'y ai eu droit souvent et j'y ai encore droit aujourd'hui ! Faut-il que les gens « normaux » soient imbus d'eux-mêmes pour avoir à ce point besoin qu'on garde les yeux sur leurs nobles traits quand ils sont en train de parler. Et pourtant, chère andouille, si je tourne la tête quand tu me parles, ce n'est pas forcément parce que je suis impoli ou parce que ce que tu me dis ne m'intéresse pas : ça peut être aussi parce que j'ai des problèmes d'audition (surtout dans une ambiance bruyante) et que j'ai donc besoin de tendre l'oreille pour distinguer nettement tes propos ! Après tout, à part les non-entendants qui lisent sur les lèvres, personne n'écoute vraiment avec les yeux : si je me mets les écouteurs de mon walkman sur les yeux, ça ne risque pas de m'aider beaucoup à écouter mon chanteur préféré ! D'ailleurs, des millions, que dis-je, des milliards de personnes écoutent parler quelqu'un d'autre sans même le regarder et on ne les appelle pas aspies pour autant : on les appelle plutôt des auditeurs, vu qu'ils écoutent la radio, ou alors des usagers, car ils téléphonent ! Et puis saviez-vous qu'il y a des pays où il est recommandé de ne pas regarder fixement les gens qui vous parlent ? Une doctorante native de Tunisie m'a confirmé que dans son pays natal, ainsi que dans certains pays d'Asie, il était très impoli de donner à votre interlocuteur l'impression que vous cherchez à percer sa personnalité. En somme, si quelqu'un ne vous regarde pas quand vous lui parlez, ce n'est pas forcément parce qu'il est aspie : il est peut-être tout simplement étranger, ce qui, je vous l'accorde est peut-être un handicap encore plus lourd à porter dans la France d'aujourd'hui.

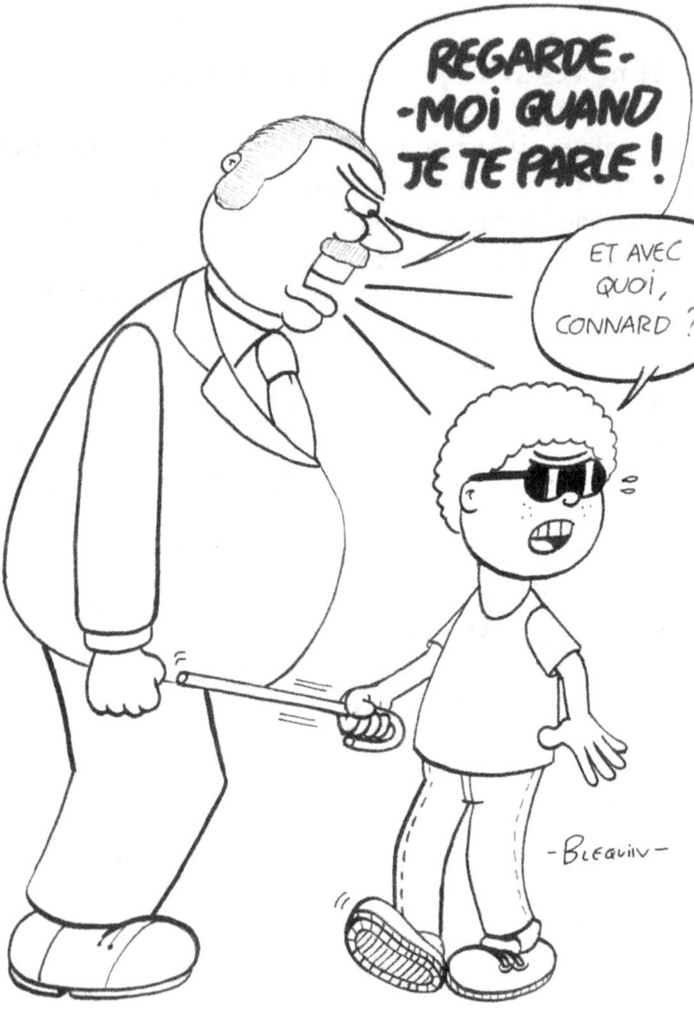
REGARDE-
-MOI QUAND
JE TE PARLE !
ET AVEC
QUOI,
CONNARD ?
-BLEQUIN-

7e signe

Il manque d'empathie

Il faut croire que le syndrome d'Asperger est encore plus répandu qu'on ne le croit : des guerres déchirent le monde, des maladies ravagent des pays entiers, des enfants meurent de faim, des gens vivent seuls dans la rue, quelquefois sous nos fenêtres, et ça émeut qui ? Personne ! Je parie que, même pour vous qui me lisez, la seule question que vous vous posez en ce moment concerne ce que vous allez manger ce soir et que, quand vous regarderez le journal télévisé, ce qui vous touchera le plus, ce sera d'apprendre qu'il va encore pleuvoir demain. Je ne vous jette pas la pierre : au XVIIIe siècle, David Hume disait déjà qu'il « n'est pas contraire à la raison de préférer la destruction du monde entier à une égratignure de [son] doigt »[1], une idée reprise deux siècles plus tard par Pierre Desproges :

> « Le jour du récent tremblement de terre de Mexico, le gamin de mon charcutier s'est coupé un auriculaire en jouant avec la machine à jambon. Quand cet estimable commerçant évoque aujourd'hui cette date, que croyez-vous qu'il lui en reste ? Était-ce le jour de la mort de milliers de gens inconnus ? Ou bien était-ce le jour du petit doigt ? »[2]

Notez, entre parenthèses, qu'on sort souvent de son contexte la citation de Hume qui ajoutait aussitôt après que s'il n'est pas contraire à la raison de manquer complètement d'empathie pour autrui, il n'est pas non plus

---

[1] David Hume, *Traité de la nature humaine II* [1738], traduction d'André Leroy, Aubier, Montaigne, Paris, 1946, p. 525.

[2] Pierre Desproges, *Chroniques de la haine ordinaire*, Point-virgule, Seuil, Paris, 1987, p. 60.

« contraire à la raison que je choisisse de me ruiner complètement pour prévenir le moindre malaise d'un Indien ou d'une personne inconnue de moi »[1], c'est-à-dire d'afficher une empathie excessive. Il n'en reste pas moins vrai que le manque d'empathie n'est pas rare et que celui qui s'y laisse aller n'est pas nécessairement un monstre : on ne peut pas porter toute la misère du monde sur son dos.

Vous me direz que chez un aspie, ça se manifeste par une incapacité à détecter ce que ressent une personne située en face de lui, autrement dit qu'il manque d'empathie non seulement pour les gens éloignés mais aussi pour ceux qui sont à portée de main. Si tel est le cas, ça n'infirme en rien ce que j'avançais concernant l'expansion du syndrome puisque les doigts nous manquent pour compter les corps de métier où un tel manque d'empathie est la règle : DRH, policier, militaire, vigile, agent Pôle Emploi, agent à la CAF, employé de mairie, contrôleur de titres de transports, etc.

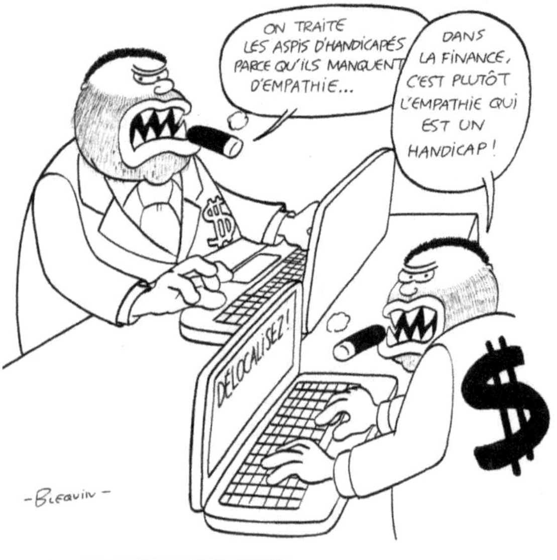
ON TRAITE LES ASPIS D'HANDICAPÉS PARCE QU'ILS MANQUENT D'EMPATHIE...
DANS LA FINANCE, C'EST PLUTÔT L'EMPATHIE QUI EST UN HANDICAP !
DÉLOCALISEZ !
- BLEQUIN -

[1] David Hume, *Ibid.*

8e signe

Il a des comportements agressifs

Quand Josef Schovanec est passé à Brest pour présenter un de ses livres, une des personnes présentes dans l'assistance n'a pas pu s'empêcher de faire cette remarque : d'après ce monsieur qui doit lire un peu trop souvent *Le Figaro* et *Aujourd'hui en France*, les enfants aspies feraient montre d'un comportement agressif dès leur entrée à l'école. Monsieur Schovanec a répondu fort poliment à ce brave imbécile que n'importe quel individu pourrait devenir agressif pour peu qu'on le plonge brutalement dans un environnement aussi hostile que peut l'être, par exemple, celui de l'école :

> « Dans une salle de classe, il y a tout le temps des petits bruits : les enfants gigotent ou bavardent. (...) Certains bruits, perçus de manière beaucoup trop forte, peuvent susciter une angoisse très importante, au point de paralyser le fonctionnement intérieur. »[1]

De fait, et n'en déplaise à ceux qui, dans les années 1990, se représentaient encore les autistes comme des fous en camisole de force[2], les aspies n'ont pas tous la violence dans le sang, loin de là : dans mes années collège, mes « camarades » (toujours entre guillemets) me reprochaient de hurler et de les enguirlander, mais ils faisaient tout pour

---

[1] Josef Schovanec, *Je suis à l'Est !*, *op.cit.*, pp. 113-114.

[2] J'ai trouvé la trace de ce stéréotype jusque dans un *Fluide Glacial* de 1996 : « C'est aussi Noël chez les personnes à raisonnement différent. Notre envoyé spécial a passé le réveillon à Sainte-Anne au milieu des malades et du personnel soignant. Le 24 décembre au soir, les schizoïdes et les paranoïdes, à qui l'on a distribué des panoplies de Napoléon, rejoignent les autistes et les maniaco-dépressifs déguisés en général Bugeaud. » Léandri et Gotlib, « Le Noël des oubliés » *in Fluide Glacial spécial Noël*, Audie, Paris, 1996, p. 77.

me mettre dans cet état, ils me titillaient et me provoquaient jusqu'à me faire craquer, et ensuite ils se plaignaient de ce qu'ils avaient eux-mêmes provoqué ! Reprocher aux aspies leur agressivité, c'est un peu comme se plaindre d'avoir été griffé par un chat auquel on a tiré la queue ou insulter le ballon sur lequel on a trop appuyé et qui a fini par nous éclater à la figure : quand on est encore un pré-adolescent, ce n'est pas encore trop grave, mais quand on est adulte, ça devient inquiétant. De toute façon, et pour reprendre un argument antérieur, si les aspies avaient le monopole de l'agressivité, alors toutes les armées et toutes les organisations terroristes du monde ne seraient composées que d'aspies !

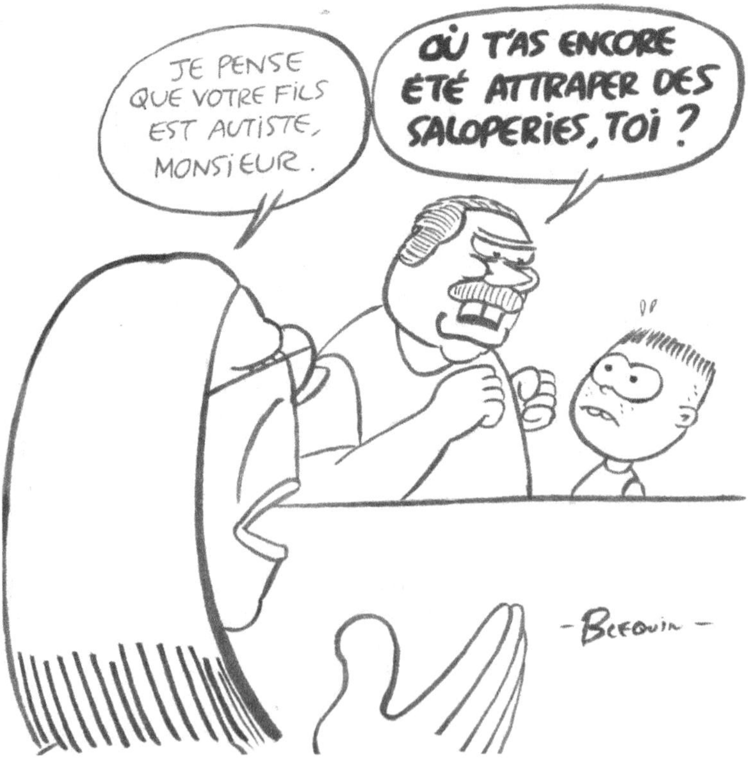
JE PENSE QUE VOTRE FILS EST AUTISTE, MONSIEUR.
OÙ T'AS ENCORE ÉTÉ ATTRAPER DES SALOPERIES, TOI ?

9e signe

Il vit dans son monde

C'est l'idée la plus répandue : les aspies vivent dans leur monde, ils passent à côté de la vie, la vraie. Ça me rappelle la *République* de Platon où, Glaucon, écoutant Socrate présenter la vie frugale et saine menée dans la cité primitive, lui réplique : « Si tu organisais, Socrate, un État de pourceaux, tu ne leur donnerais pas d'autre pâture que celle-là. »[1] En faisant ce reproche, Glaucon met en accusation le philosophe d'une manière typique de la jeunesse dorée (et pas seulement celle de l'époque) pour laquelle seule la vie de plaisirs en vaut la peine.

Ce qui est reproché au philosophe, c'est de passer à côté de la vie ou, plutôt, de ce que la majorité considère comme étant « la » vie : cette critique adressée à l'ascète est tristement intemporelle, elle me rappelle le reproche que l'on fait à l'enfant qui préfère lire paisiblement chez lui au lieu d'aller jouer au football, à l'étudiant qui se passionne pour ses études au lieu d'aller faire la fête jusqu'aux petites heures de la nuit, à l'artiste ou à l'intellectuel qui trouve son bonheur dans la création ou dans la méditation plutôt que dans les mondanités. On dit souvent, avec plus ou moins de mépris, que ces individus « vivent dans leur monde » comme s'ils étaient exclus de la cité, voire qu'ils ne « vivent pas », comme s'il n'y avait qu'une seule façon envisageable de vivre sa vie. On ne peut pourtant pas leur reprocher d'enfreindre les lois et, de fait, il leur est plutôt reproché de ne pas respecter ces règles de comportement civique qui ne sont jamais écrites, ces règles qui ne sont pas les « lois non-écrites et

[1] Platon, *République* [372 d] Traduction d'Émile Chambry (CUF, 1947)

inébranlables des dieux » qu'Antigone défendait contre Créon mais plutôt les lois, non-écrites elles aussi mais éphémères des hommes, que la loi au sens juridique du terme n'impose jamais de respecter, dont la transgression n'est même pas nuisible pour la communauté, et qui, pourtant, peuvent valoir à celui qui s'en écarte de s'attirer l'hostilité de ses concitoyens qui l'accusent notamment de « ne pas vivre ». Bref, celui qui « vit dans son monde », ce n'est pas forcément l'aspie : ça peut être l'artiste, le poète, le philosophe ou tout autre personnage trop original aux yeux de ceux que Flaubert appelait les « gens d'ordre »[1], ceux qui éprouvent une haine mêlée de peur à la vue de celui qui ne rentre pas dans leur moule. En somme, accuser quelqu'un de « vivre dans son monde », c'est souvent la première étape pour justifier son exclusion réelle du monde : il vaut donc mieux utiliser cette expression avec parcimonie.

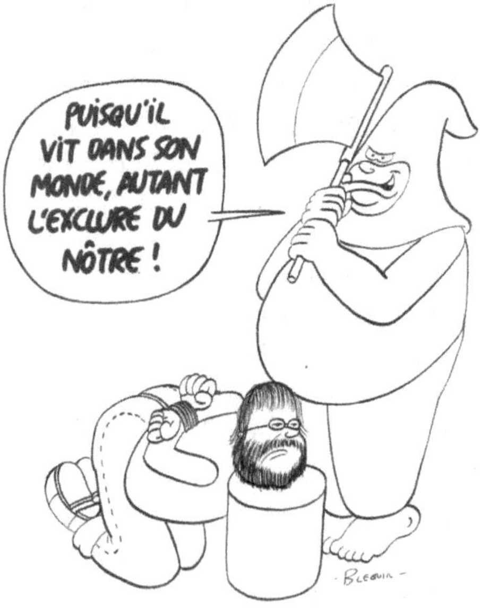
PUISQU'IL VIT DANS SON MONDE, AUTANT L'EXCLURE DU NÔTRE !
BLEUIN

[1] Gustave Flaubert, Lettre à George Sand, 12 juin 1867, *in Correspondance,* Folio classique, Gallimard, Paris, 1998, p. 512.

10e signe

C'est un homme

Ce dernier point peut surprendre voire prêter à sourire, mais il est avéré que, statistiquement, les hommes sont plus nombreux que les femmes à être diagnostiqués Asperger : dès lors, en appliquant à cette vérité statistique la même généralisation hâtive ayant conduit à la formation des stéréotypes qui viennent d'être énumérés, on peut en arriver à opérer un raccourci encore plus brutal et décréter que la masculinité est déjà en soi une manifestation du syndrome d'Asperger et que tous les hommes sont peu ou prou des aspies qui s'ignorent. Soit dit en passant, ça expliquerait bon nombre de conduites masculines que les femmes reprochent aux hommes : quand j'entends ma voisine du dessous rabâcher que son conjoint est égoïste, grossier, routinier, n'a aucun humour, ne la regarde plus et ne s'intéresse qu'au foot, je me dis que cet homme-là correspond bien à l'image caricaturale que l'on se fait de l'aspie, à moins, bien sûr, qu'il soit tout simplement stupide – ce qui n'est pas reconnu comme un handicap mais est plus répandu. Mais pour savoir si le syndrome d'Asperger est effectivement l'apanage du sexe masculin, il suffirait de demander à un aspie de changer de sexe et on verra bien si, en devenant une femme, il deviendra aussi neurotypique !

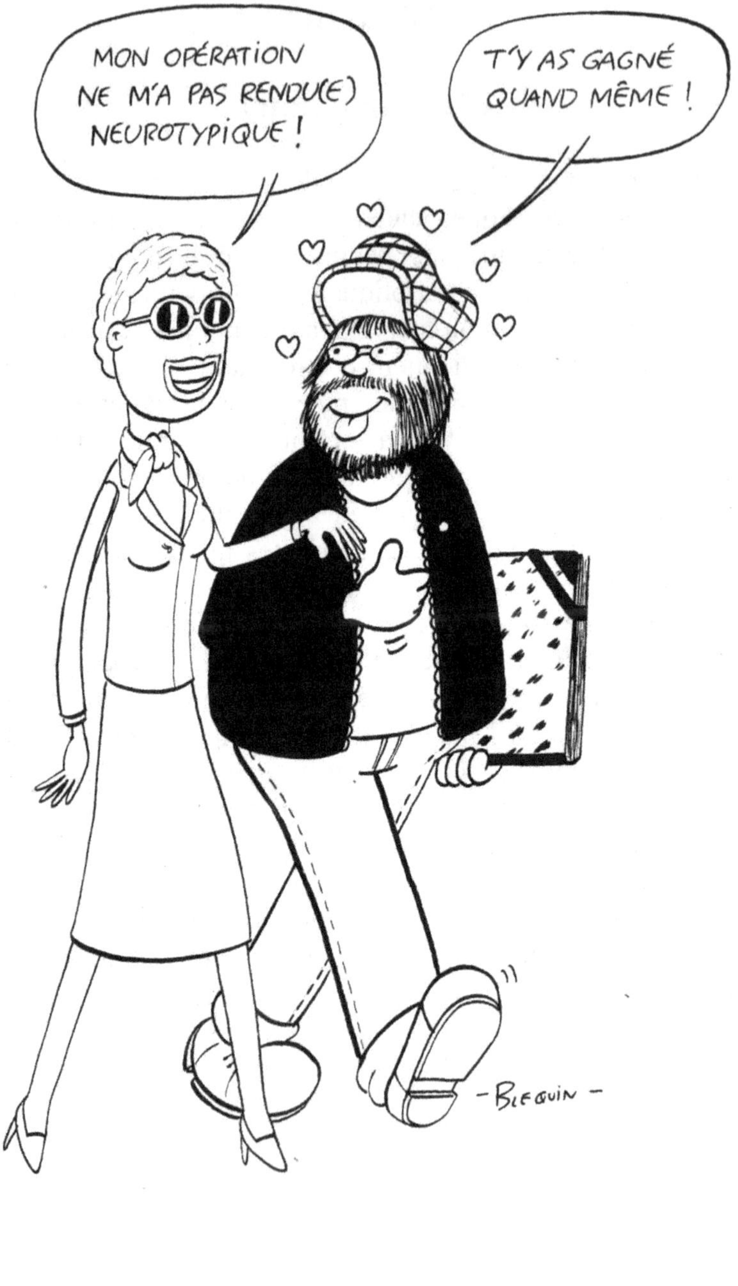
MON OPÉRATION NE M'A PAS RENDU(E) NEUROTYPIQUE !
T'Y AS GAGNÉ QUAND MÊME !
-BLEQUIN-

Conclusion

J'ai essayé de montrer, par le biais de l'humour et de l'ironie, que les caractéristiques spontanément associées au syndrome d'Asperger se retrouvaient aussi chez certaines personnes sans autisme : c'est pour ça que j'ose penser que la différence entre un « aspie » et un neurotypique trouve à s'exprimer de manière quantitative plutôt que qualitative, que c'est une différence de degré plutôt que de nature. En fin de compte, un aspie possède à peu près les mêmes défauts et les mêmes qualités que le commun des mortels, mais il possède certains de ces traits à un degré supérieur ou inférieur à la « moyenne » – je mets « moyenne » entre guillemets pour la bonne raison que cette moyenne ne peut être calculée étant donné qu'elle réside dans ce que l'on est habitué à constater chez autrui, c'est donc une différence qualitative qui n'est évaluée que par rapport à un degré de « normalité » (toujours entre guillemets) qui fluctue inévitablement suivant le regard de chacun : en d'autres termes, les aspies ne sont handicapés que parce que la société les considère comme tels, de même que les nomades sont considérés comme des marginaux sous prétexte qu'ils n'engraissent pas les promoteurs immobiliers. En effet, comme les aspies manifestent de manière exacerbée des caractéristiques qui sont très certainement communes à l'humanité entière mais que l'on préfère généralement atténuer voire même supprimer, comme la sensibilité, le besoin de stabilité ou la recherche périodique d'isolement, ils représentent donc un « refoulé » de la société, un ensemble de caractéristiques humaines que l'on cherche à nier : accuser les aspies d'avoir tous les « défauts » que l'on n'assume pas en société et les déclarer handicapés pour ce motif semble avoir été pour nos contemporains un moyen de se croire définitivement libérés de ces défauts.

Mais cette démarche risque de se retourner contre les personnes sans autisme car, étant donné que la différence attribuée aux aspies est d'abord dans l'œil de celui qui la perçoit, rien n'interdit un aspie, *a contrario*, de juger que la différence est plutôt du côté de ceux qui ne sont pas comme lui : je vous avoue d'ailleurs que moi-même, étant collégien, je me sentais plus « normal » que mes « camarades » qui ne pensaient qu'à mettre le souk en classe et qui avaient décrété que j'étais bizarre parce que j'essayais de suivre le cours ! Et d'ailleurs, je vous pose la question : à votre avis, qui est le plus handicapé, entre moi qui m'adresse à vous par le biais de ce livre ou bien mes anciens condisciples qui, à l'heure qu'il est, doivent être en train de se gratter le ventre devant NRJ 12 ?

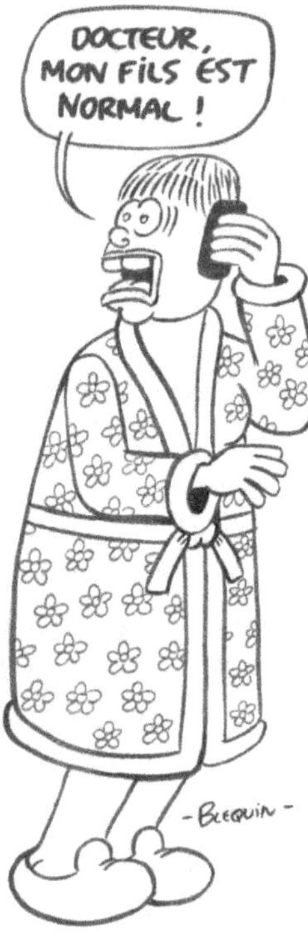

Table des matières

Structures éditoriales du groupe L'Harmattan

L'Harmattan Italie
Via degli Artisti, 15
10124 Torino
harmattan.italia@gmail.com

L'Harmattan Hongrie
Kossuth l. u. 14-16.
1053 Budapest
harmattan@harmattan.hu

L'Harmattan Sénégal
10 VDN en face Mermoz
BP 45034 Dakar-Fann
senharmattan@gmail.com

L'Harmattan Cameroun
TSINGA/FECAFOOT
BP 11486 Yaoundé
inkoukam@gmail.com

L'Harmattan Burkina Faso
Achille Somé – tengnule@hotmail.fr

L'Harmattan Guinée
Almamya, rue KA 028 OKB Agency
BP 3470 Conakry
harmattanguinee@yahoo.fr

L'Harmattan RDC
185, avenue Nyangwe
Commune de Lingwala – Kinshasa
matangilamusadila@yahoo.fr

L'Harmattan Congo
219, avenue Nelson Mandela
BP 2874 Brazzaville
harmattan.congo@yahoo.fr

L'Harmattan Mali
ACI 2000 - Immeuble Mgr Jean Marie Cisse
Bureau 10
BP 145 Bamako-Mali
mali@harmattan.fr

L'Harmattan Togo
Djidjole – Lomé
Maison Amela
face EPP BATOME
ddamela@aol.com

L'Harmattan Côte d'Ivoire
Résidence Karl – Cité des Arts
Abidjan-Cocody
03 BP 1588 Abidjan
espace_harmattan.ci@hotmail.fr

Nos librairies en France

Librairie internationale
16, rue des Écoles
75005 Paris
librairie.internationale@harmattan.fr
01 40 46 79 11
www.librairieharmattan.com

Librairie des savoirs
21, rue des Écoles
75005 Paris
librairie.sh@harmattan.fr
01 46 34 13 71
www.librairieharmattansh.com

Librairie Le Lucernaire
53, rue Notre-Dame-des-Champs
75006 Paris
librairie@lucernaire.fr
01 42 22 67 13

www.ingramcontent.com/pod-product-compliance
Lightning Source LLC
LaVergne TN
LVHW051409061026
849535LV00009B/3448
9782140497872